Degluta

Dados Internacionais de Catalogação na Publicação (CIP)
(Câmara Brasileira do Livro, SP, Brasil)

Amaral, Patrícia
  Degluta : a luta de cinco brasileiros contra a disfagia / Patrícia Amaral. – São Paulo : Plexus Editora, 2011.

  ISBN 978-85-85689-89-6

  1. Deglutição - Distúrbios 2. Fonoaudiologia I. Título.

11-07845
CDD-616.855
NLM-WI 143

Índices para catálogo sistemático:

1. Deglutição : Distúrbios : Fonoaudiologia : Medicina 616.855
2. Disfagias : Fonoaudiologia : Medicina 616.855
3. Distúrbios da deglutição : Fonoaudiologia : Medicina 616.855

Compre em lugar de fotocopiar.
Cada real que você dá por um livro recompensa seus autores
e os convida a produzir mais sobre o tema;
incentiva seus editores a encomendar, traduzir e publicar
outras obras sobre o assunto;
e paga aos livreiros por estocar e levar até você livros
para a sua informação e o seu entretenimento.
Cada real que você dá pela fotocópia não autorizada de um livro
financia o crime
e ajuda a matar a produção intelectual de seu país.

PATRÍCIA AMARAL

Degluta
A luta de cinco brasileiros contra a disfagia

plexus
editora

DEGLUTA
A luta de cinco brasileiros contra a disfagia
Copyright © 2011 by Patrícia Amaral
Direitos desta edição reservados por Summus Editorial

Editora executiva: **Soraia Bini Cury**
Editora assistente: **Salete Del Guerra**
Capa: **Alberto Mateus**
Projeto gráfico **Alberto Mateus**
Diagramação: **Crayon Editorial**

Editora Plexus
Departamento editorial:
Rua Itapicuru, 613 – 7º andar
05006-000 – São Paulo – SP
Fone: (11) 3872-3322
Fax: (11) 3872-7476
http://www.plexus.com.br
e-mail: plexus@plexus.com.br

Atendimento ao consumidor:
Summus Editorial
Fone: (11) 3865-9890

Vendas por atacado:
Fone: (11) 3873-8638
Fax: (11) 3873-7085
e-mail: vendas@summus.com.br
Impresso no Brasil

Aos meus pacientes.

SUMÁRIO

INTRODUÇÃO 9

1 • PRIMEIRO DIA 13
2 • FIM DA PRIMEIRA SEMANA 19
3 • DONA JOANA 23
4 • AMENAIDE 49
5 • FÁBIO 77
6 • ELISEU 97
7 • SEU GENÉSIO 127
8 • DESPEDIDA 159

INTRODUÇÃO

DESDE CRIANÇA eu queria ser cientista. Os conhecimentos científicos compilados nos livros escolares pareciam verdades absolutas, descobertas por alguns poucos homens dotados de uma genialidade rara e de algum tipo misterioso de capacidade que os tornavam aptos a desvendar os mistérios da vida e do universo.

Lembro-me de que na escola a aula de ciências era muito parecida com a aula de religião. Eu tinha o costume de decorar conceitos de ciência assim como havia decorado os Dez Mandamentos. No entanto, com o passar dos anos, a ciência foi se mostrando essencialmente humilde para mim. Para a ciência, uma verdade é absoluta até que alguém comprove o contrário.

Diferentemente do futebol, da política ou da religião, no campo da ciência reina uma atmosfera de liberdade, apesar das limitações impostas por padronizações exigidas para a realização de seus procedimentos e metodologias. Ela permite ao homem sonhar, levantar hipóteses, testá-las e voltar atrás.

Poucas instituições são tão férteis para o desenvolvimento de pesquisas científicas quanto o Hospital das Clínicas de São Paulo, no qual o espírito acadêmico mantém-se vivo e a prática clínica coloca a ciência à prova durante todo o tempo. Foi nesse ambiente em que descobri uma fonoaudiologia fascinante, deparando então com aquilo que me encantava na época do colégio.

Cada um, com sua história única, reflete o passado de seu povo colocando à prova a ciência, a fé, o destino. Por outro lado, não é fácil ser cientista no Brasil. Isso, porém, eu sabia desde o princípio. Sabia que enfrentaria uma espécie de "seleção social" e que minha permanência na profissão seria proporcional à minha resistência às barreiras e limitações que constantemente seriam impostas pelo cotidiano.

O objetivo do meu trabalho no Hospital das Clínicas era promover ou restabelecer com os pacientes uma deglutição segura e eficiente por meio do uso de técnicas especializadas. Algumas doenças evoluem com um sintoma denominado disfagia – dificuldade de engolir que coloca em risco a saúde e, por vezes, é tão severa que pode levar à morte por desnutrição ou pneumonia.

Comumente a dificuldade de engolir não desperta interesse especial nos estudiosos. O tema passa a chamar a atenção quando nos damos conta de que essa dificuldade tão peculiar, que atinge uma pequena parcela da população – independentemente de classe social –, é capaz de refletir problemas que afetam o nosso país e demonstra como o universo da alimentação é amplo.

As dificuldades relacionadas à alimentação ganharam nova dimensão, que vai além do restabelecimento de uma deglutição segura e da garantia do suporte nutricional necessário para a sobrevivência.

O ato de engolir, presente desde o útero materno, embora pareça simples como um *glupt* das histórias em quadrinhos, exige uma engenharia complexa na qual músculos, cartilagens, ossos, nervos, sensibilidade, prazer, desejos, reflexos, consciência e tantos outros fatores atuam de modo coordenado, incrivelmente rápido e preciso, para que o processo ocorra sem que percebamos.

Ao longo de meus anos de estudo percebi que me intrigava o fato de os fonoaudiólogos não conseguirem devolver às pessoas a capacidade de sentir prazer ao alimentar-se. O prazer ao qual me refiro não se restringe àquele ligado à oralidade ou ao paladar, mas a algo relativo ao prazer de compartilhar uma experiência de convivência, de aprendizado, de comunicação e de relação, ou seja, situações que constroem a história de cada um.

Também me incomodava treinar o reaprendizado da deglutição em pessoas que sequer tinham o que comer. Confesso que me faltava criatividade para trabalhar consistências e texturas, associando a limitação imposta pela própria capacidade de deglutir do paciente, que por si só restringia significativamente suas opções de cardápio, às restrições alimentares causadas pela miséria.

Minha atuação técnica, embora altamente especializada, era insuficiente para tratar a *disfagia social*. Alguns pacientes acreditavam que suas histórias de luta eram obras de um destino diabólico. Não vejo o destino como culpado e me pergunto: qual é a responsabilidade de cada um de nós sobre a nossa vida e sobre a vida dos outros seres humanos? Se todas as pessoas tivessem seus direitos assegurados, o destino teria opção?

Neste livro, relato as histórias de cinco pacientes que atendi enquanto trabalhava no Hospital das Clínicas de São Paulo. São casos reais que poderiam ser diferentes caso houvesse, por parte do poder público, uma preocupação, de fato, com a saúde da população.

1
PRIMEIRO DIA

QUANDO ENTREI NO PRÉDIO dos ambulatórios do complexo hospitalar do Hospital das Clínicas, contemplei o cenário ao redor certa de que Picasso dedicaria a ele uma versão brasileira de sua obra *Guernica*.

Picasso cobriria o fundo da tela imensa com tons de cinza-concreto, representando as paredes e o piso do edifício. Desenharia rostos confusos movendo-se nos corredores labirínticos; arriscaria alguns rostos ocos à espera de respostas; pincelaria faces secas e profundamente marcadas, destacando os olhares distantes; enfatizaria mulheres de bocas largas e gestos amplos, enfrentando as barreiras do atendimento. Retrataria o olhar compadecido de alguns pacientes e de seus acompanhantes angustiados com a incerteza do que o futuro lhes reservava.

Com borrões propositados, daria vida aos profissionais com passos rápidos e aventais brancos; cabeça enrijecida e olhar fixo no horizonte. Preencheria os espaços sombrios do fundo cinza-concreto com formas coloridas e com tracejados que trouxessem o zumbido do ambiente à tela. Diferentemente do esperado em um hospital, no prédio dos ambulatórios há um ruído típico de falatório incontido.

Enquanto a *Guernica* brasileira surgia à minha frente, frases e mais frases invadiam-me: "Como fazer deste lugar o meu lugar? O que eu quero provar estando aqui?".

Minhas observações traziam um tom exageradamente dramático ao acontecimento, e minha fragilidade me incomodava. Picasso havia demonstrado que o caos em torno do sofrimento e da dor podia ser transformado em algo belo. Admirar tal cena fazia-me sentir sádica. Eu via arte e poesia naquela cena, e aqueles breves instantes eram mais reais que minha vida.

Sentindo-me desnorteada, cheguei ao Serviço de Cirurgia de Cabeça e Pescoço. Fui apresentada à minha supervisora e a alguns membros da equipe com os quais atuaria diretamente: enfermeiros, médicos residentes e a psicóloga do setor. A supervisora fez a gentileza de me apresentar todos os locais aos quais eu teria acesso, bem como seus responsáveis. Por fim, mostrou-me os protocolos que deveriam ser preenchidos e alguns procedimentos técnicos que havia padronizado. Nossa reunião foi interrompida pela enfermeira Rose, que trazia um recado de um dos cirurgiões da equipe:

— O doutor pediu que você avaliasse o paciente do leito 23. Amanhã, na visita médica, ele solicitará a sua conduta, o.k.?

A supervisora concordou e convidou-me para participar da avaliação fonoaudiológica. Aceitei o convite, uma vez que teria a oportunidade de verificar a realização dos procedimentos na prática e acompanhar as anotações nos protocolos. Demonstrei-me prestativa e segui-a até a enfermaria do 6º andar do Instituto Central.

Estava ansiosa, já que não tinha experiência na área. Observei que ela também tinha aquele jeito característico de cami-

Degluta

nhar: passadas espaçadas e olhar firme. Seu comportamento transmitia a ideia de que ela não podia ser interrompida.

Não olhava para os lados e parecia não enxergar as pessoas à sua frente. Eu não pude evitar. Olhei enfaticamente para muitos rostos ao longo do percurso. De repente, inúmeros pacientes começaram a se aproximar e fazer-me as mais diversas perguntas:

— Doutora, onde é a sala do raio X?
— Doutora, viu a enfermeira da Oftalmologia?
— Onde eu tiro a guia?

Eu não sabia como proceder. Ainda não conhecia o hospital e certamente levaria um tempo para habituar-me àqueles corredores. Nunca fui muito boa em noção espacial. A supervisora, no entanto, tomou a frente e disse em voz alta:

— Estão vendo aquela sala ali? Há um balcão, perguntem lá. Precisamos atender agora.

Não nos certificamos, no entanto, de que aquelas pessoas realmente estavam na direção da sala que ela havia indicado. Sem olhar para trás, a supervisora aumentou o ritmo de suas passadas e disse-me:

— Não olhe para as pessoas! Caso contrário, você simplesmente não consegue trabalhar. Você só fica dando informações o dia inteiro. Aqui dentro só se consegue ter sossego quando se tira o avental!

O paciente do leito 23 estava dormindo. Ela o acordou sem cerimônia ou qualquer cuidado, com muita naturalidade, assim como fazemos com alguém da família que está dormindo no sofá da sala.

Ele acordou e tentou recompor-se com respeito e timidez, pronto para obedecer e aceitar qualquer procedimento.

Com o paciente submetido, ela iniciou a avaliação. Utilizou para tanto apenas uma espátula de madeira, que foi posicionada na região interna da boca para verificar a mobilidade, a resistência e a sensibilidade da musculatura intraoral. Narrava suas observações para que eu pudesse anotá-las no protocolo.

Reparei que ela estava posicionada propositadamente à esquerda do paciente, sentada em uma cadeira voltada para ele e de costas para mim. Eu estava em pé atrás dela, tentando encontrar espaço para constatar o que ela me narrava.

Após a avaliação intraoral, ela passou à avaliação vocal:

— Seu Antônio, faz o som 'aaaaaaaaaaaa', bem comprido, até o ar acabar". — E exemplificou.

Com dificuldade, seu Antônio abriu a boca, tomou fôlego e começou a dizer:

— AAAAAAAAAAA...

Naquele instante, minha vista escureceu e quase perdi os sentidos. O paciente emitia continuamente um som molhado e borbulhante, como se toda a sua boca estivesse tomada por uma secreção grossa e fétida. O odor característico entrou por minhas narinas e por minha boca, de forma que pude sentir o gosto. As emissões se seguiram em todas as vogais, sem que eu tivesse tempo de me restabelecer.

Pedi a Deus que a supervisora parasse de solicitar ao paciente que repetisse as emissões, mas ela queria continuar, e ele tossia, engasgava e cuspia aquela secreção cor de creme de gema de ovo no lençol que o cobria.

Distanciei-me da cama. A supervisora, no entanto, continuava concentrada em sua avaliação. Pediu que eu me aproximasse para dar-me algumas explicações. Novamente o paciente foi instruído a repetir o procedimento e pude ver borbulhando, no

Degluta

fundo de sua garganta, a secreção amarelada, segundos antes de ser escarrada no lençol.

Fui novamente tomada por uma friagem que fez minha vista escurecer. Contendo o desespero e dissimulando o máximo possível, desviei o olhar para a cama ao lado. Minha audição também estava alterada. Um zumbido infernal e a sensação de não ouvir direito abafaram o som da tosse interminável do paciente do leito 22. A secreção corria livre do traqueostoma por seu peito e misturava-se aos seus pelos e à sua pele. Sem força nos braços e com fraqueza generalizada, suas tentativas de cobrir-se com o lençol foram insuficientes, e eu não consegui auxiliá-lo, pois estava paralisada.

Ele sentou-se à beira da cama com muita dificuldade, baixou a cabeça em direção ao chão e tossiu. A secreção expelida tocou o piso do quarto. Minha mente começou a fantasiar a possível situação de eu estar posicionada ao seu lado e de ter pisado, quem sabe até escorregado, naquela secreção enquanto andava de sandália! Com os meus dedos à mostra, sofrendo para não sentir os respingos, não consegui evitar olhar para o chão e fitar os pés da supervisora devidamente protegidos com seus sapatos fechados. Sim, havia secreção onde eu estava, e eu podia senti-la ao espremer o peito do pé contra a sandália.

Tudo deixou de existir. Eu só conseguia ouvir as tosses, as escarradas e aquela voz borbulhante. Meus olhos apenas podiam enxergar a secreção amarelada e grudenta. Meu nariz parecia querer aguçar-se com o odor daquele hálito e daquela secreção. Minha pele arrepiou-se e me arrependi de estar ali. Detive-me por respeito à condição daquelas pessoas. Sentia-me torturada e fraca.

Não sei se a supervisora notou o que aconteceu comigo. Quando ela encerrou, senti um inevitável alívio e abri caminho para que ela passasse. Ao abrir passagem, ambas escorregamos no piso, mas com uma diferença fundamental: ela de sapatos e eu de sandálias. Levou cerca de uma hora para que eu me recuperasse daquela situação estressante.

Ao chegar em casa, coloquei todas as roupas para lavar e entrei no banho. Enfiei a cabeça embaixo da ducha quente e comecei a pensar: "Estou limpa agora!".

Olhei para o xampu grosso e amarelo e voltei a arrepiar-me. Minha mente repreendeu-me. Coloquei xampu na palma da mão e novamente meus sentidos se alteraram. Senti uma vez mais aquele cheiro e aqueles sons borbulhantes. Deixei o frasco escorregar das mãos; ele explodiu no chão e espalhou xampu por todo o banheiro. Ainda tonta, deixei o chuveiro aberto e corri até a cozinha para pegar um copo e uma colher, na tentativa de recuperar um pouco do xampu para lavar os cabelos. A cada colherada de xampu eu me via recolhendo a secreção do chão da enfermaria e colocando-a num copo, como se eu fosse beber um copo cheio daquilo!

Enlouqueci! Minha respiração tornou-se ofegante e difícil. Deixei o banheiro o mais rápido que pude e joguei-me na cama para tentar esquecer aquilo tudo. Aos poucos, recuperei o meu estado normal.

2
FIM DA PRIMEIRA SEMANA

VOLTAR PARA O HOSPITAL DAS CLÍNICAS depois do incidente não foi tão complicado quanto imaginei. Voltar para casa de ônibus era mais complicado. Dificilmente eu encontrava lugar para sentar-me, o que tornava o percurso difícil, considerando que eu carregava muita coisa: bolsa, guarda-chuva, casaco, jaleco, livros, cópia de textos e maleta.

Vez por outra alguém se oferecia para me ajudar ou me oferecia o assento. A viagem era longa, em parte pela distância de minha casa ao hospital, em parte pelo longo trajeto do ônibus, dificultado pelo trânsito de São Paulo. Em razão da necessidade de economizar dinheiro, eu não utilizava a opção mais rápida: metrô e ônibus. Se eu usasse ambos, meus gastos seriam dobrados.

Eu sabia que estava passando por um processo de seleção social. Minhas chances de vencer na profissão eram diretamente proporcionais à minha capacidade de transpor os obstáculos que se imporiam constantemente. Eu precisava economizar o dinheiro do metrô; levar os pesados livros da biblioteca para não ter de comprá-los; não gastar com o almoço e ser criativa quanto à forma de atualizar-me, pois não podia participar de eventos científicos e de cursos de aperfeiçoamento com a frequência que gostaria – e, mais importante, com a frequência que minhas colegas o faziam. Precisava me conformar!

Mas foram outras as razões que me motivaram a contar as histórias que se seguem.

O Hospital das Clínicas acrescentou novos sabores ao meu paladar. A comida passou a compor cenários e a eternizar os acontecimentos. Comer é como tirar uma fotografia. É uma forma de registrarmos o momento e incorporá-lo à vida, certificando-nos de que fazemos parte dele.

Além disso, meus desafios profissionais e o contato diário com a morte demonstravam que a seleção dos indivíduos que sobrevivem ou prosperam é em sua maior parte regida por uma força social, e não natural.

Embora a longa e difícil jornada de uma pequena parcela da população brasileira em sua luta para reaprender a engolir, em um primeiro instante, possa parecer luxo, considerando que vivemos em um país de desigualdades, em que a erradicação da fome é a prioridade do governo federal, o rumo da vida dessas pessoas antes, durante e após o diagnóstico resume, reflete e evidencia a complexidade dos problemas do Brasil.

As pessoas que conheci no HC não estavam em tratamento por uma fatalidade do destino, apesar de muitas delas acreditarem na provação divina. A vida delas, antes mesmo do nascimento, estava sendo manipulada pelas opções de poucos governantes e de um contexto social desumano e triste de miséria e exclusão.

Degluta

O pobre recebe diagnósticos tardios porque para ele o atendimento médico especializado é demorado. Seu caso se agrava por limitações socioeconômicas, que também dificultam a reabilitação. A sensação que tenho é de que somente os ricos têm hora marcada para morrer no livro da vida. Os pobres morrem precocemente, muito antes de se esgotarem todos os tratamentos e todas as possibilidades.

Muitos de meus pacientes nasceram, cresceram e se reproduziram com o único objetivo de sobreviver. Apesar de viverem as mais diversas restrições e dificuldades, a internação no Hospital das Clínicas, após o diagnóstico de um futuro próximo incerto, guardava um desfecho óbvio como um golpe final do destino.

Por que o destino os escolheu para nascer, viver e morrer nessas condições? Talvez o destino seja inocente. Em um país onde o mínimo pudesse ser garantido a todos, o destino certamente não teria outras opções.

Perdida em meus pensamentos, eu caminhava diariamente até o Instituto Central. Do metrô Clínicas até a entrada do Instituto havia um corredor formado por barraquinhas de camelôs que disputavam o espaço das calçadas com os pacientes:
— Meias, um real! Meias, um real!
— Café com bolo, cinquenta centavos!
— Pilhas, um real!
— Cachorro-quente com maionese, milho verde e linguiça!
— Tapioca!

Na entrada do hospital havia camelôs aos gritos em melodia ensaiada, cada um ao seu estilo; mães aos gritos, encorajando os filhos a pegar sanduíches de pão com linguiça frita; pombas em voo rasante, ou no solo, beliscando as migalhas; pessoas em cadeiras de rodas ou usando muletas desviando-se das barraquinhas e dos pedestres que paravam para ver os produtos e pedir seus comes e bebes. Tudo acontecia muito cedo, a poucos metros da Faculdade de Saúde Pública da Universidade de São Paulo.

A cidade amanhecia sempre cinza e nublada, com sua friagem peculiar, convidando os que vinham de longe ao café com leite na garrafa térmica. As pessoas paravam em suas barraquinhas prediletas, atualizavam os conhecidos e abasteciam o corpo para suportar a demora do atendimento.

Enquanto me preocupava com a salsicha, a maionese do sanduíche da rua e a movimentação das pombas na porta do hospital, para muitos o dia de retornar ao HC parecia ser um passeio, incluindo até a compra de presentes e lanches nas barraquinhas.

Durante algum tempo optei por entrar apenas pelo acesso do Instituto Central, que tinha uma iluminação clara, refletida pelo piso brilhante. Logo no primeiro corredor havia uma exposição de obras de arte que eu gostava de apreciar. Também havia o "aquário", apelido carinhoso que recebeu a lanchonete do Instituto, por ser toda de vidro. Diariamente eu tomava um copo de Ovomaltine gelado como almoço. Aos poucos, notei que estava me tornando mais uma figura dentro da *Guernica* brasileira.

A primeira semana transcorreu sem surpresas. Minhas atividades se restringiram ao acompanhamento de toda a rotina de atendimento na enfermaria do 6º andar, ao ambulatório, às reuniões clínicas, às visitas aos leitos e às intermináveis supervisões fonoaudiológicas.

3
DONA JOANA

> *"Acreditar em Deus não é apenas a única, mas também a maior diferença entre os homens e os animais."*
> CHARLES DARWIN

AQUELE DOMINGO TINHA um sabor especial para dona Joana. Era a primeira vez que ela prepararia o almoço após longos meses de dedicação exclusiva à sua saúde. Apesar da idade avançada, antes do diagnóstico de câncer na mandíbula ela cuidava de todos os afazeres da casa, da limpeza às refeições da família.

Sua rotina pacata foi radicalmente transformada pelo câncer. Tudo começou com uma sensação esquisita de dormência na boca, com a qual conviveu sem dar importância durante meses antes de procurar o dentista. A primeira radiografia apontou um cisto mandibular que não foi tratado.

Ao longo dos meses seguintes, a sensação de incômodo foi substituída por uma dor contínua e progressiva, acompanhada por uma dificuldade de abrir a boca e mastigar alimentos. Dona Joana foi encaminhada para a realização de uma biópsia, procedimento simples no qual um pequeno fragmento do suposto cisto foi retirado para análise, e confirmou-se que se tratava de um câncer.

Na ocasião do diagnóstico, os esforços de todos os profissionais envolvidos em seu tratamento estavam direcionados para a doença. Dona Joana, por sua vez, impotente e totalmente submetida ao conhecimento médico, concentrou suas forças na esperança de sobreviver. Sua fé a fez acreditar que tudo terminaria bem.

Após a realização de uma série de exames necessários para o planejamento de seu tratamento, ela foi submetida a um procedimento cirúrgico chamado mandibulectomia, que consistiu na retirada de parte de sua mandíbula para a remoção do tumor. Após a cirurgia, iniciou o tratamento radioterápico complementar, a fim de reduzir as chances de recidiva do tumor. Antes de iniciar a radioterapia, ela acreditava que a cirurgia era a pior parte do tratamento, mas os efeitos da exposição às sessões de radiação originaram tamanho sofrimento que preferia ter sido operada novamente.

Os músculos envolvidos na mastigação e as suas glândulas salivares foram afetados pela radiação, causando-lhe grandes dificuldades de abrir a boca, além de uma extrema secura da garganta. Sentia muita dor, ao mesmo tempo que padecia de fome. Para minimizar as sequelas da radioterapia, dona Joana passava o dia bebendo pequenos goles de água.

Para garantir que o organismo recebesse o suporte nutricional adequado, sua alimentação era realizada exclusivamente através de uma sonda nasoenteral, introduzida pelo nariz e posicionada no estômago.

A dieta enteral exigia cuidados nas fases de preparo, no acondicionamento, na administração e na limpeza da sonda. A dieta enteral industrializada, embora pronta para ser administrada, era muito cara.

Degluta

Naquela semana, a nutricionista iniciou o chamado "desmame da sonda". Ela elaborou um cardápio para alimentação via oral complementada pela administração da dieta enteral nos intervalos entre as refeições principais. O peso de dona Joana seria monitorado e, assim que ela iniciasse a reabilitação fonoaudiológica, um novo cardápio seria prescrito. Apesar da fraqueza física que a impedia de agir normalmente, a liberação parcial da alimentação via oral trouxe-lhe ânimo suficiente para que retomasse suas atividades.

Mesmo distante da plena forma física e com um andar lento e arrastado, dona Joana se esforçava para preparar o almoço. Enquanto verificava as panelas e um papeiro no fogo, no qual preparava um caldinho de feijão, lembrava-se de momentos felizes em torno da mesa.

Quando o feijão ficou pronto, ela amassou os grãos e peneirou-os caprichosamente, aproveitando apenas um caldo ralo. Colocou-o então numa xícara, posicionou o canudo com dificuldade no estreito espaço entre os dentes remanescentes e, com esforço, ingeriu o caldo em pequenos goles.

"Não tem o sabor de antes. Além da dificuldade para comer e da total falta de saliva na minha boca, tudo que consigo comer ou beber tem gosto de remédio. Tudo tem um sabor amargo..."

Durante seu tratamento médico, suas noras se revezaram nas atividades domésticas, acreditando que assim a deixariam despreocupada. Dona Joana se habituava ainda a ter sempre a cozinha desorganizada. As manias de suas noras estavam presentes nos detalhes.

"Não reconheço mais minha cozinha... Talvez ela tenha morrido comigo na mesa de cirurgia", pensou.

Cada vez que abria a gaveta de talheres não conseguia evitar os pensamentos:

"Por que é tão difícil juntar garfo com garfo, colher com colher e faca com faca? Só pode ser preguiça..."

Os potes de plástico não estavam guardados com suas respectivas tampas, como gostava. Enquanto colocava todos os potes para fora do armário e experimentava as tampas, pensava: "Guardar os potes sem as tampas pode economizar espaço, mas é uma total perda de tempo...".

A louça por lavar formava uma pilha artisticamente equilibrada sobre a pia. Junto da esponja de lavar louça havia um pano de prato sujo e úmido, visão que lhe despertava nojo.

Seus pensamentos foram interrompidos pela voz de Mariana, uma de suas noras, que, caminhando em direção à cozinha, disse:

— Dona Joana, estou indo aí para ajudar!

O primeiro impulso foi responder, mas um intenso desconforto na garganta fez que ela levasse imediatamente a mão ao pescoço e não arriscasse uma palavra. Procurou com os olhos a garrafinha de água mineral com canudinho. Vendo Mariana entrar na cozinha, disse:

— Não...

Em seguida, molhou a boca com um discreto gole de água.

— Precisa... Está... (respirou fundo) quase...

Mais um gole de água.

— Pronto.

Não conseguiu encarar o olhar piedoso da nora que acompanhava sua dificuldade de comer e falar. Dona Joana preferiu apressar-se e arrumar a mesa, pois o almoço já estava pronto.

Todos se serviram e almoçaram silenciosamente. Dona Joana apenas observava com o olhar tranquilo e um sorriso constante estampado na face. Havia, por outro lado, certo estranhamento. Nada era como antes: sentia-se pouco à vontade, de certa ma-

Degluta

neira inibida à mesa. Parecia ser uma desconhecida, uma intrusa ou até mesmo invisível para todos. Ela não conseguia engolir o alimento e enfrentava sua limitante dificuldade para falar.

Os filhos notaram seu desconforto ao tentar falar e, por isso, evitaram conversar com ela. Precisavam poupá-la. Na tentativa de sentir-se parte daquela reunião familiar, dona Joana debruçou os cotovelos sobre a mesa e colocou na face uma expressão interessada e curiosa.

Por vezes sua mente viajava e trazia uma intensa sensação de vazio. Ela refletia: "Estou viva, mas uma parte de mim morreu, e ninguém percebeu...".

— Amanhã a senhora começa o tratamento fonoaudiológico, né, mãe? — indagou Antônio, um de seus filhos.

Ela concordou gentilmente com a cabeça. Deglutiu um gole de água. Olhares de reprovação pela insistência de Antônio em forçá-la a falar não foram evitados. Embora tenha notado, dona Joana preferiu não tocar no assunto, limitando-se a responder:

— Sem...

Ela pigarreou suavemente para não ferir a garganta, levando a mão ao pescoço, tentando se proteger contra a dor. Buscou o canudo, endireitou-o entre os dentes e ingeriu um pequeno gole de água.

— Falta.

— A senhora exagerou hoje! — disse João animadamente.

Mariana antecipou:

— Amanhã eu venho e arrumo a cozinha para a senhora.

Após outro gole de água, dona Joana respondeu:

— Não... Precisa... Estou bem... — suspirou profundamente.

Quando todos deixaram sua casa, rapidamente a noite e o silêncio tomaram conta do ambiente iluminado pela lâmpada amarela do abajur. Dona Joana sentia-se cansada, mas uma angústia endurecia-lhe o peito e não a deixava dormir: "Não consigo sequer escovar os meus dentes direito", disse a si mesma.

Ela olhou para a cama enquanto o marido dormia: "Não posso me abater... Deus me deu essa cruz..."

Delicadamente sentou-se na beirada da cama. O suspiro foi acompanhado do olhar desanimado e triste. Foi então que ocorreu, pela primeira vez, uma enchente dentro de seu corpo. Após o desvio de um longo olhar parado, as lágrimas começaram a jorrar dos olhos com a força da água do mar. Desciam nas curvas imperfeitas de seu rosto e se desfaziam ao alcançar o caminho que levava ao seu coração.

Como se pudesse diminuir a dor, ela interrompia o percurso das lágrimas com um corte feito com a mão. Porém, nada era capaz de impedir que as lágrimas caíssem e denunciassem a dor que persistia dentro de seu peito. Naquele momento, ela estava mais viva do que nunca. Não podia aceitar tanta vulnerabilidade: não tinha como esconder! Só faltava sua mente padecer, pois seu corpo já se pronunciava decadente.

Francisco, o marido, não costumava conversar sobre a doença. Optava pelo silêncio, a fim de evitar demonstrar seu inconformismo, pois receava prejudicar a recuperação da mulher. Contudo, ao ouvi-la chorar, não pôde evitar uma palavra de consolo:

— Joaninha... Hoje o dia foi tão bom... O que houve?

"Ele não percebeu nada, nunca percebe nada", pensou ela, mas nada respondeu.

— Joaninha, sei que é difícil para você falar, mas quero que saiba que estou do seu lado.

Degluta

Com a voz muito rouca e soprosa, tentando coordenar as palavras com o choro e a respiração, arriscou:
— Não quero...
Sua respiração ofegante tornou a fala ainda mais desagradável:
— Ser mais a... Tenho fome... vontade... sentir o sabor...
Dona Joana sentiu que seu esforço agrediu a garganta, que fisgou. Bebeu um gole de água, respirou fundo e prosseguiu:
— Fico vendo... Fico fazendo...
O choro, quase seco, voltou a jorrar e molhar sua face. Francisco continuou:
— Queremos apenas que você tenha a vida de antes, que você se esqueça do que passou e recomece tudo!
— Meu rosto... minha voz... não esquecerei... não consigo... esconder... deformada... torta... magra... velha... fraca...
— O que importa é que você é uma vencedora, e que está viva, conosco!
— Ninguém sente...
Então ela bebeu mais um gole de água, pigarreou e impostou a voz:
— Uma parte muito.... importante... de mim morreu.
— O que podemos fazer para que você não fique assim?
— Nada... O tempo não... volta...
— Nós temos idade para saber que na vida há situações em que a única coisa a fazer é conviver com a dificuldade. Nem todas as dificuldades podem ser totalmente superadas.
— A minha fé... É uma provação de fé...
Havia muito mais a ser dito, mas o quarto foi invadido por um silêncio tão pesado que dona Joana interrompeu os pensamentos. O que poderia ser dito certamente não consolaria nem solucionaria suas questões.

Impotente, seu coração serenou quando se deu conta de que aquilo que possuía era tudo que havia lhe restado da vida que construiu. Fechou os olhos e tentou dormir.

Logo cedo na segunda-feira, dona Joana já estava pronta: vestiu sua melhor roupa, arrumou os cabelos, colocou a bolsa no ombro e pegou sua garrafinha de água com canudo. Deu mais uma olhada no espelho, para baixar alguns fios de cabelo que teimavam em arrepiar, pousou a mão sobre o pescoço e, após um gole de água, suspirou e disse:

— O João... chegou?
— Estou na sala! — exclamou seu filho.

No ônibus, a caminho do Hospital das Clínicas, ambos estavam pensativos e pouco conversaram. João deixou-a na porta de entrada do prédio dos ambulatórios, cujos corredores ela conhecia como ninguém. Porém, dona Joana não se sentia bem para encarar as rampas e preferiu esperar pacientemente o elevador. Sem pressa, caminhou até a sala de espera do Ambulatório de Cirurgia de Cabeça e Pescoço.

Corredores do Instituto Central, 6º andar

CRUZEI A ENFERMARIA, entrei na sala da Fonoaudiologia e deixei meu material no armário. Tranquei a sala e segui para a reunião clínica que aconteceria no anfiteatro do 6º andar do Instituto Central.

O estudo de caso parecia ser bem complexo. O anfiteatro recebia professores doutores, profissionais de diversas áreas, residentes e estagiários que ocupavam todas as acomodações.

Tratava-se de um grave caso de osteorradionecrose da mandíbula. Por causa da radioterapia, o paciente teve necrose no osso da mandíbula. Os professores discursaram intensamente sobre a inci-

Degluta

dência da osteorradionecrose e os fatores relacionados ao seu surgimento, como a dosagem e os campos de radiação, a presença de dentes em mau estado e a extração dentária pós-radiação. Foram relatados alguns casos de pacientes que haviam desenvolvido necrose óssea dez anos após a exposição à radioterapia, e os médicos concluíram a apresentação enfatizando a importância da prevenção.

Um residente, após ter sido autorizado por um professor doutor, deixou o anfiteatro e retornou rapidamente, acompanhado por um paciente recém-internado na enfermaria. O homem, de 40 anos, extremamente magro, chamava a atenção pelo enorme curativo embaixo do queixo.

Os professores se aproximaram do paciente enquanto aguardavam a retirada do curativo – que era feita por um dos residentes. Com a remoção total do curativo, os professores imediatamente formaram uma barreira na frente de nosso campo de visão e se alternaram para avaliar o paciente. Aguardamos pacientemente 20 minutos. Percebemos que os ânimos estavam agitados. Algo possivelmente surpreendente seria revelado.

Mais uma vez, o residente deixou o anfiteatro e retornou rapidamente com uma câmera fotográfica. Posicionado, pediu aos professores que se afastassem para o registro. Um *flash*, um susto e uma surpresa inimaginável para todos. O paciente apresentava um extenso buraco embaixo do queixo, com exposição óssea e toda a língua caída, ocupando e transpassando o buraco, estendendo-se pelo pescoço como se fosse uma gravata.

Ele estava totalmente submetido, sem orgulho, sem dignidade, em uma atitude de total desespero e medo por não ter mais o controle da própria vida. Todos se aproximaram para avaliar a aberração. Parecia uma obra de arte. Todos eram capazes de discutir condutas como se estivessem diante de um cadáver na aula de anatomia.

Eu nada disse. Olhei para o relógio: dez para uma. Eu precisava ir embora. Ainda dava tempo de tomar um copo de Ovomaltine. Retornei ao ambulatório a passos lentos, tentando me refazer. Minha mente teimava em trazer a imagem daquele rosto sofrido, da língua pesada, grossa e flácida, caída sem função, transpassando o buraco do osso necrosado. Respirei fundo. Precisaria estar inteira para atender meus pacientes.

Ambulatório da Cirurgia de Cabeça e Pescoço, 6º andar

TODA VEZ QUE EU PASSAVA pela sala de espera do ambulatório, reparava nos rostos deformados por um tumor extenso ou pela retirada cirúrgica de estruturas lesadas. Também notava um grupo de pacientes que trazia no colo uma lata de leite em pó vazia. Eles tinham o costume de cuspir e escarrar nas latas vazias, uma vez que, em sua maioria, eram totalmente incapazes de engolir a saliva que teimava em formar-se em sua boca. Dona Joana era uma exceção, pois, ao invés de trazer uma lata de leite em pó no colo, mantinha sua garrafinha de água mineral com canudo.

Após entrevistá-la e avaliá-la, ensinei-lhe, de frente para o espelho, um exercício para diminuir sua dificuldade de abrir a boca:

— Dedo indicador e dedo médio das duas mãos: posicione-os na região das têmporas. Muito bem! Vamos iniciar com movimentos rotatórios, bem devagar. Coloque mais pressão nos movimentos. É preciso fazê-los lentamente e com muita firmeza. Concentre-se nos movimentos. Faça-os mais amplos, lentos e firmes.

Dona Joana procurou a garrafa de água e ingeriu um pequeno gole.

Degluta

— Agora faça três rotações e deslize os dedos pela bochecha, em direção ao queixo. Excelente! É assim que a senhora deverá fazer em casa. Essa massagem servirá como um aquecimento. Antes de comer, enxágue bem a boca. Evite alimentos gordurosos. Durante o dia, chupe balas ácidas ou pingue gotas de limão dentro da boca para estimular a produção de saliva. Para a secura na boca, a senhora deverá utilizar este gel umectante que alguns chamam de saliva artificial. Coloque um pouco na ponta do dedo, como se fosse pasta de dente. Agora coloque na língua e espalhe por toda a boca. Esse gel tem as mesmas propriedades da saliva e manterá sua boca úmida por mais tempo do que a água.

A sensação de umidade na boca poderia ter sido traduzida por uma sensação de esperança. Sem deixar os dentes à mostra, ela sorriu e deixou a sala de atendimento com a expressão renovada.

A caminho do ponto de ônibus, dona Joana não evitou o reencontro com suas colegas, as senhoras que trabalhavam nas barraquinhas de comida na frente do hospital. Marilice, sempre animada, demonstrando satisfação ao revê-la, bradou:

— Dona Joana, que surpresa! Ô, Lúcia, olha quem voltou para nos visitar!

— Oi, dona Joana, como vai a senhora? Faz tempo que não te vejo! Já estava com saudade daquelas nossas conversas...

Dona Joana, aparentando timidez, colocou o gel umectante na ponta do dedo e posicionou-o na fresta entre os dentes, exigindo que a língua viesse ao seu encontro e tratasse de espalhar o gel por toda a cavidade oral. Com a fala fraca e travada, disse:

— Eu não podia... deixar de ver vocês!

Marilice e Lúcia corresponderam ao seu esforço, animando-a calorosamente:

— É isso aí, dona Joana! Tá fazendo o tratamento direitinho?

— Estou!

Ela pigarreou, engoliu e prosseguiu:

— Hoje foi bom... A fono me indicou um gel... É um alívio! Vou fazer exercícios... E o seu pessoal?

— O Carlos não quer saber de na-da. Na-da, na-da, na-da. Diz que só sabe ser açougueiro. Agora estão pedindo diploma até para cortar carne... E é duro tirar ele do boteco! Não faz nada o dia todo — disse Lúcia, bastante insatisfeita.

— O Miguel e o Luís não estão trabalhando. O Miguel, esses dias, quase perdeu o dedão cortando azulejo na obra. Ficou internado e agora não consegue fazer nada. Foi na mão esquerda, mas agora ele vai ter que fazer fisioterapia. O Luís de vez em quando vem me ajudar, principalmente para carregar as coisas. Está servida? — emendou Lúcia, apontando para o café.

Dona Joana passou os olhos pelas sacolas de feira que aquelas mulheres traziam diariamente. Ainda de madrugada, saíam de casa carregando aquelas sacolas enormes e pesadas. No ponto de ônibus, contavam com a gentileza do motorista, que as aguardava pacientemente até que conseguissem ajeitar as sacolas na parte de trás do ônibus e voltar à porta da frente para pagar a passagem e passar pela roleta.

Estavam acostumadas com ônibus lotados, quando o sol ainda ameaçava apontar no céu nublado da cidade. Também já estavam acostumadas com os olhares carrancudos dos passageiros que eram incomodados por sua bagagem, com a pele colando, com o odor forte da transpiração. Seguiam viagem equilibrando-se no cano metálico preso ao teto do ônibus. Alguns pontos antes do destino preparavam-se para passar pelo corredor com certo constrangimento. Ao descer no ponto de ônibus, restava apenas uma curta caminhada até o local onde montavam as barracas.

Degluta

    Dona Joana notou as marmitas geladas, com arroz e batatas amassadas, chuchu refogado e feijão. O cheiro da comida se misturava ao ar que respiravam. Quando a fome chegava, sentavam-se nos banquinhos e abriam a marmita. Comiam com pressa, alternando comentários sobre a família e os pacientes que passavam por elas.

    Bernardo, o dono da barraca de meias, alardeou:

— O rapa tá vindo! Marilice, Lúcia, olha o rapa, fui!

    Marilice demonstrou preocupação. Com movimentos rápidos, fechou os potes de plástico que ainda tinham muitos pedaços de bolo e as garrafas térmicas com café. Na pressa, derrubou uma delas, fazendo ouvir o som dos estilhaços. Não demonstrou importar-se naquele momento. Deixou a garrafa no chão, no mesmo local em que ela tombou. Sem despedir-se de dona Joana, com um sorriso sem graça, correu desajeitadamente do modo que pôde, carregando sacolas, barraca e garrafas em direção ao ponto de ônibus, onde poderia sentar-se e acalmar-se.

    Dona Joana, mesmo sem condições de ajudá-las, esforçou-se ao máximo para impostar a voz fraca e incentivá-las:

— Vão, meninas!

    Mas não conseguiu resistir à tosse, que parecia um engasgo. Queria evitá-la para não agredir ainda mais a garganta já inflamada, mas o reflexo não cedia. Aos poucos, tudo ficou calmo. O vento trazia as folhas secas que caíam das árvores, papéis de pastel e de sorvete e algumas penas de pomba. Dona Joana acompanhou com os olhos as amigas, que desapareceram no horizonte ao som das rodinhas dos carrinhos de feira, enquanto a polícia ocupava o local. Tomou fôlego, deu as costas à cena e seguiu ao encontro do filho.

— Sabe, João... Não sei como as minhas...

Colocando um pouco de gel umectante na ponta da língua, no estreito espaço entre os dentes, ela continuou:
— Amigas... Como podem... viver... assim...
— Por que diz isso, mãe? — interrompeu João. — Você é mais forte do que todo esse pessoal aí. Você venceu uma das doenças mais temidas da humanidade!

Dona Joana conteve as palavras, pigarreou e deu um longo suspiro. João permaneceu respeitosamente em silêncio. Ela prosseguiu:
— É diferente.
— Você tinha convidado essas suas amigas para participar da tarde de oração lá na sua casa. Chegou a comentar algo sobre isso novamente?
— Não deu... tempo... A polícia é... muito rápida... Elas saíram...

João notou a voz enfraquecida e a respiração ofegante da mãe. Delicadamente argumentou:
— É, mãe, não é fácil pra ninguém. Descansa um pouco! Com esse trânsito vamos demorar para chegar em casa.

Calada, os pensamentos fervilhavam: "Na próxima semana eu vou falar com a Marilice e com a Lúcia antes da consulta".

Durante o trajeto, enquanto observava a pobreza e o caos que davam vida às ruas de São Paulo, tudo que mais desejava era chegar logo em casa.

Ao chegar, com o corpo cansado, lentamente seguiu em direção ao quarto para pegar um pijama limpo. Foi para o banheiro, abriu o chuveiro e aguardou tempo suficiente para perceber o vapor no ar. Passou a toalha na superfície do espelho para enxergar melhor. Não conseguia ignorar a deformidade estampada em sua face. Aquele seria um bom momento para tentar realizar a sequência de exercícios que a fonoaudióloga havia ensinado.

Degluta

Voltou ao quarto, revirou a bolsa e encontrou a folha do receituário que descrevia os exercícios.

Enquanto realizava a sequência, podia ouvir sua voz precisa, aberta e limpa em sua mente, assim como era antes. O modo pastoso e travado de sua fala atual estava começando a ser aceitável a todos. Por isso ela precisava recuperar rapidamente a identidade, empenhando-se na realização dos exercícios.

Após um longo período de treino e um banho demorado, dona Joana ocupou-se da preparação do jantar daquela noite. Nenhuma receita prática surgia em sua memória. Não queria cozinhar. Ao entrar na cozinha, só conseguia sentir raiva. Aquele ambiente de que tanto gostava não era mais o mesmo! Algo ainda estava fora do lugar e ela tinha dificuldade de descobrir o que havia de errado. Não podia compartilhar dos alimentos e não se sentia bem ao sentar-se à mesa com os outros.

Domingo de manhã, ela foi à missa com o marido. Alice, sua companheira de atividades sociais da igreja, foi a primeira a avistá-la:

— Dona Joana, a senhora parece estar muito bem!

— E estou mesmo, dona Alice!

— A senhora já está falando melhor!

A conquista dos poucos milímetros de abertura de boca, com o uso do gel umectante, foram suficientes para transmitir a impressão de que sua fala já estava mais clara. Dona Joana estava surpresa com tantos comentários positivos após uma semana de tratamento. Antes de a missa começar, ela comprou uma medalha de Nossa Senhora colocada em uma linda pulseira de contas cor-de-rosa.

"Vou pedir para o padre benzer e darei à fonoaudióloga Patrícia amanhã antes da consulta", pensou.

Patrícia Amaral

Animada, na segunda-feira logo cedo se aprontou e foi ao hospital de metrô. Ela não gostava de pedir ou de depender dos outros para tratar de seus assuntos. Queria chegar mais cedo para poder convidar Marilice e Lúcia para a tarde de oração que seria realizada em sua casa. Pegou sua garrafinha de água mineral, colocou um pouco de gel umectante entre os dentes e acomodou a pulseira na bolsa.

Ao sair do metrô, virou à direita e pegou o corredor que terminava na rua do hospital. Ao chegar à rua, pôde ouvir:

— Meias, um real! Meias, um real!
— *Uolha* o milho verde! *Uolha* o milho verde cozido!
— Bom-dia, seu Bernardo!
— Cachorro-quente, pão com linguiça e tudo que tem direito!
— Bom-dia, dona Joana! Logo cedo aqui? Veio marcar consulta? Meias, um real! Meias, um real!
— Não... Vim falar com a... Marili...
— A Marilice está na banca! Olha ela lá! Meias, um real! Meias, um real!

Dona Joana não arriscou elevar a voz para chamá-la. Seria mais fácil, mas não naqueles dias. Não queria agredir a garganta, pois estava bem animada com a aparente recuperação. Tomou um gole de água e prosseguiu:

— Marilice, tudo bem?
— Bom-dia, Dona Joana! Que surpresa boa te ver assim tão cedo aqui!
— Vim especialmente para fazer um... convite.

Ela pigarreou levemente, respirou fundo e continuou:

— Pra você e pra Lúcia. Vai ser realizada nesta semana...

Ela bebeu mais um gole de água. Marilice interrompeu:

— Ah, sei, a tarde de oração, não é isso?

Degluta

— É! — respondeu, animada e surpreendida pela lembrança da amiga:

— Conto com vocês duas!

Marilice não era uma pessoa religiosa, mas não achava certo recusar o convite para uma tarde de oração que seria realizada na casa de uma pessoa doente. Sem hesitar, confirmou sua presença e a de Lúcia:

— Nós vamos, sim! Pode deixar que eu levo a Lúcia comigo! E a senhora já está podendo provar o meu bolo?

— Não... Quer dizer... se estivesse em casa...

— Como assim? A boca só funciona em casa? — brincou a amiga.

— Não...

— Então, do que a senhora precisa?

Enquanto falava, Marilice improvisou uma mesa com uma caixa e abriu um banquinho. Colocou um farto pedaço de bolo no prato descartável e serviu um copo de café com leite:

— Molhe bastante o pedaço de bolo no leite, mas um pedaço bem pequenininho por vez. Vai dar certo!

Dona Joana sorriu com uma expressão infantil, como se estivesse cometendo uma travessura. Colocou na boca um pedaço de bolo que, de tão pequeno, mais parecia um farelo. Marilice não disse nada para deixá-la à vontade. A segunda tentativa foi mais ousada, com um pedaço de bolo bem maior, mas exigiu muitos movimentos de sua mandíbula remanescente e de sua língua. Vagarosamente ela conseguiu superar o medo inicial e comeu um pedaço de bolo.

Entre pombos, a banca de jornal e muita gente, elogiou o sabor do bolo, que para ela tinha um gosto amargo, e simulou prazer ao comê-lo. Não quis falar sobre a diminuição de seu paladar por causa da radioterapia. Marilice não compreenderia e certamente ficaria chateada. Desestimulada, não comeu mais do que três garfadas e culpou o cansaço e o discreto tremor da musculatura da boca.

Estava ansiosa pelo horário da consulta fonoaudiológica. Com um sorriso tímido, mas relaxado, entrou pontualmente na sala de atendimento.

— Boa tarde, dona Joana! Pelo tamanho do sorriso já percebi que tem algo diferente! Seu jeito de sorrir já mudou! Sinal de que a senhora fez os exercícios durante a semana! — comentei.

Dona Joana entrou na brincadeira e continuou:

— Sem graça! Nem abri a boca e...

— Uau! Que voz diferente é essa! Alguém percebeu essa mudança ou só eu?

— Todo mundo na missa — respondeu, enquanto procurava na bolsa a pulseira que daria de presente. Para preencher o silêncio, ela bebeu um gole de água. Então me perguntou:

— Qual é a sua religião?

Minha atenção estava voltada para o gravador. Eu pretendia realizar um segundo registro de sua voz e fala, para conferir sua evolução. A pergunta inesperada resultou em uma resposta impulsiva e grosseira de minha parte:

— Não tenho religião.

A resposta seca foi para dona Joana igualmente inesperada. Ela soltou a pulseira dentro da bolsa e manteve o silêncio, aguardando minhas instruções. Notei imediatamente a influência da minha resposta sobre seu comportamento. Tentei então me expressar melhor ao retomar o assunto:

— Mas procuro uma religião...

Degluta

— Você é daquelas pessoas que só... acreditam no que a ciência pode provar?

Novamente me vi surpresa com a pergunta. Dona Joana tentou disfarçar o tom ousado, assumindo um ar de fragilidade. Pigarreou delicadamente, simulou dor na garganta e bebeu um gole de água. Não me intimidei:

— Ciência e religião criam verdades, buscam compreender e até explicar nossa existência e a existência de todas as coisas, mas costumam produzir muito mais perguntas do que respostas!

— Você tem fé em... algo maior?... Desculpe, pergunto... porque fé não depende... de religião...

— Para mim, é racional a existência de algo maior. Só que ter fé não é uma coisa que basta querer para ter. Também não é um sentimento comum, como amor, raiva, saudade, tristeza... Esses sentimentos uma hora ou outra todos vivenciam! Parece que nascemos com eles, ou com a capacidade de senti-los. Com a fé é diferente! Não parece estar em nossos genes. Há algo dentro de mim que quer acreditar, mas é como se eu não estivesse pronta.

— Não se preocupe! Talvez a fé não esteja no seu coração, mas sinto-a em suas mãos... Eu queria lhe dar um presente...

Dona Joana tirou da bolsa a pulseira com a medalha de Nossa Senhora e disse:

— Pedi para o padre benzer especialmente para você. Queria... que iluminasse o seu... caminho... Mas confesso... que para mim é... estranho o que diz. Não... me lembro de.... ter um dia sem fé. Não vejo... sentido... na vida sem fé!

Eu não conseguia entender por que parecia mais fácil confiar na força de algo maior do que nas próprias potencialidades. Todo dia eu lidava com pessoas que comprovavam que o fim do poço sempre podia ser mais fundo do que se poderia esperar, mas acreditavam que tudo tinha um propósito, embora ninguém na face da Terra fosse capaz de compreender os desígnios de Deus.

Porém, por uma fração de segundo, o gesto de dona Joana abriu uma porta desconhecida dentro de mim. Algo em meu corpo foi instantaneamente ativado e despertou-me uma sensação de preenchimento. Tudo foi muito rápido. Eu não me lembrava de ter sorrido abertamente uma vez sequer dentro do hospital. Um sorriso espontâneo fez meus olhos se abrirem, reduzindo a tensão que sentia sobre os ombros. Não conseguindo conter-me, perguntei:

— A senhora sente um vazio constante dentro de si?

— Às vezes me desanimo... Mas me sinto plena a... maior parte do tempo.

Talvez eu tivesse acabado de experimentar a plenitude. Talvez a sensação de plenitude pudesse ser definida como fé. Senti inveja de dona Joana. Gostaria de sentir sua certeza e de tirar dos olhos o vazio que tanto me incomodava.

— Obrigada! Gostei muito do presente. Mas agora nós vamos trabalhar um pouco! Vou passar uma nova sequência de exercícios e depois vamos fazer a gravação.

Envolvi um chiclete macio em um pedaço de gaze, formando uma trouxinha. Em seguida, posicionei o chiclete entre seus dentes. Enquanto realizava o procedimento, meu pensamento estava distante: "Não me considero escrava da ciência ou da religião, mas sou completamente escrava de meus pensamentos... Da busca de coerência... Eu mesma criei as minhas verdades... Costumo refletir tanto sobre tudo e, mesmo assim, isso dificilmente resulta em um pensamento diferente do que eu já tinha antes, e isso me faz sofrer", pensei.

Prossegui com o treinamento:

— O chiclete está posicionado no centro da sua boca, bem em cima da língua. A senhora vai tentar empurrar a trouxinha com a língua, primeiro para a direita e depois para a esquerda. Quando a senhora quiser, pode parar para umedecer a boca. Vamos fazer cinco vezes para cada lado. Muito bom!

Meus pensamentos me consumiam: "Há muitas pessoas como eu, que não conseguiram se contentar com as respostas de uma religião... Pessoas que experimentaram um grau de conforto espiritual somente depois de criar religiões próprias, sem qualquer preconceito..."

Tentando retomar a atenção para o momento da terapia, eu disse à dona Joana:

— Agora segure a trouxinha com os dentes laterais enquanto eu exerço uma força contrária. Vou puxar a trouxinha: um, dois, três. Muito bem! Mais uma vez! Segure. Um, dois, três. A musculatura da língua, dos lábios e das bochechas ainda está tremendo um pouco quando solicito o movimento.

Continuei conversando com a paciente:

— Precisamos aumentar a resistência desses músculos para que eles compensem a falta do pedaço da mandíbula que foi removido com a cirurgia. Se a senhora passar a mastigar melhor, poderá ampliar as opções de alimento que conseguirá comer. A musculatura deverá estar forte para que a senhora consiga aumentar a frequência de movimentos mastigatórios e o tempo de manipulação do alimento na boca sem se cansar. Sem a saliva, o melhor jeito é umedecer os alimentos apenas o necessário para degluti-los sem dor.

Dona Joana ouviu atentamente as instruções. O paquímetro já tinha comprovado que a sequência de exercícios da semana anterior havia sido eficaz para aumentar a abertura da boca em alguns milímetros.

Intimamente, eu me perguntava se o destino de dona Joana estava sendo modificado pelo fato de ela ter fé. Eu nunca saberia.

— Bem, aqui está sua nova sequência de treinamento. Nos vemos na semana que vem!

Dona Joana deixou o hospital e caminhou calmamente até a entrada do metrô.

Estação Clínicas.

Ela refletia sobre o fato de os médicos conviverem diariamente com os mistérios da vida e da morte, pensando que talvez em nenhum outro lugar Deus se manifestasse com mais clareza do que em um hospital. Ela não entendia como algumas pessoas podiam viver sem acreditar que tudo faz parte de um plano de Deus para cada um de nós.

Estação Consolação.

Dona Joana dizia baixinho a si mesma: "Estou me curando... posso sentir... Estou sem câncer agora... É isso o que importa... Sinto tanta vontade de comer uma carne bem temperada... Talvez não fique tão ruim se eu preparar uma carne de panela para a janta. Para mim eu passo no triturador. Bem quentinho, com um purê de mandioquinha para acompanhar... E de sobremesa vou fazer uma maçã cozida com açúcar e canela com creme de leite batido bem geladinho!"

Estação Paraíso.

"Tudo será como antes... Deus me deu mais uma oportunidade de ficar perto da minha família, de ver meus netos crescer, de rir com eles aos sábados, de ajudar no preparo de cada aniversário, de ser feliz..."

Estação Saúde.

Degluta

"Até que passou rápido! Cheguei! Vou direto para a cozinha."
Ela tomou banho, seguiu para a cozinha e distribuiu os ingredientes sobre a mesa. Não faltava nada. Estava adiantada no preparo do jantar, quando os netos chegaram:
— Vó, o que é isso que a senhora vai comer?
— Você sabe que a vovó... está com a boca... machucada e... tem que comer uma comida especial... Para vocês eu preparei aquela... carne de panela que vocês gostam, com... muito caldo e batatinha!
— Posso experimentar da sua comida especial, vó?
— Também quero!
— Eu falei primeiro!
— Calma! A vovó... vai preparar um... prato bem bonito para os dois!
Com a colher ela retirou da forma uma pequena porção da mousse de carne e serviu-a com um pouco de purê de mandioquinha. Arrumou a mesa de jantar, serviu o marido com carne de panela, salada, arroz e retornou à cozinha para pegar os pratos dos meninos, que aguardavam ansiosos na companhia do avô.
Dona Joana estava satisfeita. Sentou-se à mesa com seu prato decorado.
"Comer comida de doente", pensou, e esperou a reação das crianças:
— Hummm... Que gostoso, vó! Hoje eu posso comer só a sua comida?
Francisco não conseguiu se conter e, entre gargalhadas, também quis experimentar.
A naturalidade com que os netos comeram sua comida chamou a atenção de dona Joana. Suas restrições alimentares não podiam ser motivo para restringir seu convívio à mesa. Notou

que não precisava comer a mesma comida para sentir-se no direito de compartilhar o momento. Se agisse com naturalidade com relação à sua nova realidade, todos logo se acostumariam.

⁂

Após o atendimento no ambulatório, segui para mais uma visita à enfermaria, onde diariamente encontrava pessoas vulneráveis e frágeis. Lia atentamente os prontuários médicos e sentia o peso de minha fragilidade e impotência, o que atribuía ao fato de não dominar a técnica necessária para fazer muito mais e melhor.

Com o passar do tempo, fui me tornando cada vez mais bem preparada tecnicamente. A biblioteca da Medicina era praticamente minha segunda casa. Em um primeiro momento, busquei o tesouro de qualquer artigo: a bibliografia. Coletei o maior número de textos possível e tirei cópia apenas das referências. Fiquei atenta aos artigos e autores mais citados e também àqueles que traziam um título sugestivo. Eu acreditava que aquele era o caminho mais curto para traçar o raciocínio de um pesquisador. Desses estudos, fiz uma cópia dos resumos que li durante as longas viagens de ônibus, quando conseguia me sentar.

Mesmo enjoando enquanto lia em movimento, não conseguia conter a curiosidade e a sensação de desperdício de tempo que me tomava toda vez que me via por horas presa dentro dos ônibus.

Quando parecia ter esgotado os estudos mais interessantes, comecei a importar artigos de outras bibliotecas nacionais e internacionais, o que me custou um bom dinheiro e meses de paciência para finalmente ter em mãos artigos essenciais, mas raros. A bibliotecária e eu vibrávamos juntas quando encontrávamos um texto escondido em alguma parte do mundo.

Assim eu me comportava diariamente. Em um instante garimpava artigos e por horas os traduzia com meu inglês escolar. Todo esse trabalho e disciplina levavam-me à exaustão, mas em poucos meses eu me senti capaz de discutir e argumentar condutas, citar autores e seus estudos, criar hipóteses causais e arriscar um novo exercício de reabilitação. Tornava-me íntima daquele lugar à medida que expandia os conhecimentos.

Às vezes, porém, tirava o pé do acelerador e respirava. Nesses momentos, minha mente divagava e eu sentia vontade de gritar, abrir os braços, entregar-me!

Eu sabia que era um perigo para mim mesma! Deixava-me consumir por meus planos, lutava bravamente para conquistar meus ideais, mas a vida, ligeira, fazia-me refletir se valia à pena.

Não conseguia acompanhar a velocidade dos acontecimentos. Tinha medo de ser atropelada por meus próprios pensamentos. A vida passava comigo ou por cima de mim. Não pude perceber que alguns de meus sonhos estavam se realizando de maneira inusitada.

*

Após três meses de tratamento fonoaudiológico, dona Joana conquistou os milímetros necessários para adequar a abertura bucal à fala e à deglutição. Não seria possível recuperar o paladar nem reverter a ausência de saliva, mas o gel umectante, somado à recuperação da abertura bucal, foram suficientes para que ela voltasse a conversar claramente com as pessoas e a comer uma variedade maior de alimentos.

Dona Joana havia sofrido um tipo de câncer que ocorre com mais frequência em homens, cujos fatores de maior risco são o cigarro e a bebida alcoólica. A evolução do tumor é assintomática e sorrateira. O diagnóstico tardio costuma estar associado às dificuldades de acesso ao sistema de saúde. Para mim, tudo isso era assustador.

Como se não bastasse, a saga da dona Joana estava apenas começando. A luta para evitar a reincidência do tumor ou metástases se tornaria seu principal objetivo de vida. Além do lento e cansativo processo de reabilitação, seriam necessários muitos anos de acompanhamento médico para que ela pudesse dizer que estava livre da doença.

A ciência era capaz de curar 60% dos casos, mas estava distante de oferecer qualidade de vida aos sobreviventes. Por outro lado, os estudos eram animadores e indicavam que, em um futuro próximo, vacina gênica, drogas como a endostatina e implantes de órgãos cultivados a partir de células-tronco poderiam tornar todo esse longo processo menos doloroso.

Nessa mesma época, a ciência comemorou o implante de uma nova mandíbula em um homem de 56 anos previamente submetido à remoção da mandíbula em razão de um câncer. O órgão implantado era resultado de um projeto desenvolvido com o auxílio de recursos da computação gráfica associados à tomografia computadorizada. Depois, criou-se um molde composto principalmente de metal e do sangue da medula óssea do paciente. O molde foi implantado em suas costas e, após cerca de oito semanas de cultivo, foi removido e adaptado em sua boca.

Mas, apesar do feito fantástico da ciência, também há algo muito interessante na simplicidade dos fatos que resultaram nesse sucesso: após os longos nove anos sem condições de realizar nenhuma refeição sólida, tudo que esse paciente desejava comer era um pão com salsicha.

4
AMENAIDE

> *"Quanto à tripanossomíase americana, nada custará erradicá-la das zonas extensas, onde é endêmica, uma vez que tudo aí depende da providência elementar de melhorar a residência humana."*
>
> Carlos Chagas, 1934

DA INFÂNCIA ELA só conseguia resgatar o escuro e o sol quente que insistiam em abraçar a terra enquanto a névoa a encobria, carregando consigo a esperança e a coragem dos homens. No escuro, as lembranças tristes emergiam. Lembranças de uma vida miserável, vivida em condições muito aquém das prescritas na Declaração dos Direitos Humanos.

A miséria é como um espaço vazio. Homens renegados, ocos e feridos vivem sem tempo para pensar no tempo que passa lentamente, às vezes curando, às vezes apenas atrasando o desfecho óbvio. A existência desses seres não é mais do que mero acaso.

Sua casa, semiacabada, construída com barro e madeira, tinha paredes sem reboco, repletas de frestas nas quais insetos de diversas espécies se abrigavam. Todos dormiam sobre um pano áspero que protegia o corpo do chão de terra. Ainda era possível lembrar-se do rosto de sua irmã mais velha, Adelaide, dormindo ao seu lado. Ela sentia muito a sua falta.

A dor que a invadia quando recordava de sua irmã era a mesma que sentira por ocasião de seu falecimento, ocorrido havia oito anos.

Em uma noite muito quente, enquanto todos dormiam, baratas negras com ferrão na cauda deixaram as frestas das paredes para circular no ambiente. Em busca de sangue, caminharam sobre os utensílios da casa e sobre os corpos cobertos até alcançarem sua face seca e a de sua irmã. Sem piedade, picaram o rosto de ambas, chuparam o sangue e defecaram sobre as feridas aparentemente inofensivas.

Ainda dormindo, elas nada sentiram além de uma suave coceira. Naquela noite, Adelaide faleceu, após uma reação aguda à picada do barbeiro.

Amenaide ainda se lembrava claramente das pessoas que, no enterro da irmã, lhe diziam:

— Amenaide, seja forte! Essa é uma fatalidade que ninguém explica!

Era difícil atribuir à fatalidade a morte causada por uma doença cuja erradicação dependia exclusivamente de soluções simples, como a aplicação de inseticidas, saneamento básico e melhorias no sistema habitacional. Doença rara em países de primeiro mundo, sua existência certifica a condição de miséria social presente em países nos quais a erradicação da fome é uma questão nacional e a falta de vontade para solucionar problemas costuma ser muito maior que a falta de recursos.

Certo dia, sua mãe, ao vê-la silenciosa, com o olhar estático, delicadamente puxou conversa:

— No fim de semana vai ter um churrasco em comemoração ao aniversário do seu primo. O seu pai já confirmou tudo com o tio Juca, e ele virá nos buscar de carro.

Degluta

Amenaide permaneceu indiferente. Não sentia afeição pelos primos nem tinha intimidade com eles. Como moravam longe, ocorreu um afastamento natural, intensificado após uma discussão iniciada por seu tio no enterro de Adelaide:

— Irmão, olhe o resultado do seu fracasso como homem! A culpa é sua! Você mantém os membros da sua família vivendo como porcos!

Apesar de irado com o comentário, Aloísio chorou copiosamente lembrando-se dos momentos vividos com a filha mais velha. O comentário de Juca feriu-o com o poder que só as palavras têm para machucar. Num impulso, ele partiu pra cima do irmão:

— Cala a boca, desgraçado!

Aloísio precisou ser contido pelos presentes. Mesmo enfraquecida, sua esposa interveio:

— Aloísio, não é hora... Vamos dizer adeus à nossa filha, para ela ir em paz.

O homem se acalmou diante do comentário de Juraci.

Por oito anos os irmãos não se falaram, até que o pai deles faleceu, deixando o sítio de herança.

— Aloísio, não preciso do sítio! Fique com a minha parte.

"Ele acha que eu sou um miserável, que preciso da esmola dele!", pensou Aloísio.

Juraci, adivinhando os pensamentos do marido, conciliou:

— Se o seu irmão quer ceder a parte dele, vamos aceitar.

A ira que Aloísio sentira oito anos antes novamente encheu seus olhos. A imagem de Amenaide surgiu em sua mente, misturada com um familiar sentimento de fracasso. Durante aqueles oito anos o protozoário *Trypanossoma cruzi*, que roubou a vida de sua filha mais velha de maneira tão abrupta, silenciosamente multiplicou-se e espalhou-se pelo sangue de Amenaide, formando verdadeiros ninhos com o objetivo de destruir as fibras musculares de seu esôfago. Os sintomas do mal de Chagas começaram a aparecer quando cerca de 90% das fibras musculares do órgão haviam sido destruídas, resultando em dificuldade para comer.

Poucas semanas depois, Amenaide e sua família já estavam morando no sítio.

Durante a churrascada, a menina permaneceu próxima da mãe, que alegremente conversava com as cunhadas. Suas primas observavam seu distanciamento e a todo momento a convidavam para que se servisse, porém a timidez a impedia.

Fazia alguns meses que Amenaide não comia um prato de comida que não fosse batido no liquidificador e peneirado. Não queria expor seu problema em um evento social, mesmo que seu olfato tentasse seduzi-la.

Suas primas decidiram insistir para que ela se juntasse ao grupo e se servisse. Com um sorriso tímido, ela concordou. As jovens tentavam aproximá-la dos assuntos, contando histórias e dividindo segredos sobre algumas aventuras proibidas. Amenaide educadamente sorria, demonstrando interesse, mas sentindo-se pouco à vontade para conversar e comer.

— O Maurício chegou. Vamos falar com ele e já voltamos, tá? — disse-lhe uma das garotas.

Amenaide aproveitou a oportunidade para colocar o primeiro pedaço de carne na boca. Quarenta e cinco ciclos mastigatórios em vão! Tentou engolir a carne, mas o pedaço retornou, obrigando-a a reiniciar a mastigação, numa tentativa de desfazer o bolo de carne e facilitar a deglutição.

Uma das meninas, já de volta à mesa e acompanhada por outros amigos, notou o comportamento de Amenaide e ingenuamente comentou:

Degluta

— Queria ser como essa minha prima. Vocês repararam como ela mastiga devagar? Faz bem para a saúde, é elegante. Mas não adianta, sou apressada, não consigo...

Os presentes na roda voltaram a atenção para Amenaide. O assunto tornou-se tema de interesse.

— A digestão não funciona bem se engolimos pedaços grandes — disse alguém.

Enquanto a conversa prosseguia, Amenaide não conseguia engolir o primeiro pedaço de carne. Não conseguia coordenar a fala com a mastigação e não podia se desfazer daquele pedaço. As vozes das pessoas se confundiam em sua mente de tal maneira que ela também era incapaz de prestar atenção. Buscou com os olhos uma alternativa para solucionar aquela situação e viu a tia servindo suco. Aliviada, pegou um copo cheio e o virou na boca, lavando toda a garganta, almejando que o turbilhão líquido empurrasse para dentro o pedaço de carne.

No entanto, este entalou em sua garganta, desencadeando tosse e grave falta de ar. Seu desespero mobilizou todos os presentes. Os olhos de Amenaide ficaram vermelhos e esbugalhados com o esforço. Sorte não lhe faltou, no entanto, pois após tossir muito o pedaço de carne se desprendeu e foi cuspido.

Todos permaneceram em silêncio até que Amenaide voltasse ao estado normal. Aos poucos, os presentes começaram a se despedir e a moça virou o assunto da festa:

— Juraci, que perigo! Nossa, já engasguei feio assim muitas vezes... E o meu vizinho, então? Engasgou com uma espinha de peixe e, no desespero, enfiou na goela uma agulha de tricô, que perfurou o seu esôfago e deu hemorragia! Ele precisou fazer cirurgia e nunca mais foi o mesmo! Não ficou completamente bom...

As palavras da cunhada entraram pelos ouvidos de Juraci enquanto ela se concentrava em acudir a filha e reparar sua humilhação de alguma forma.

Alguns presentes diziam que Amenaide tinha engolido o suco rápido demais.

A moça permaneceu sentada, com o rosto voltado para baixo. Sua respiração já estava praticamente normalizada, mas a vergonha que sentia era inexprimível.

Amenaide precisava chegar logo em casa. Precisava evitar situações de constrangimento para não sentir-se humilhada.

Ao entrar em seu quarto, encostou a porta e deixou que o choro emergisse sem controle. Sua mãe, triste e preocupada, sentia uma dor intensa, que lhe apertava o peito; então, foi à cozinha e preparou um bife suculento, cortado em pequenos pedaços. Em seguida, bateu na porta do quarto antes de entrar e ofereceu-lhe o prato.

Amenaide olhou para a mãe com gratidão. Entre lágrimas, pegou um pedacinho de carne com a mão e mascou-o calmamente até sugar todo o sabor. Fez o mesmo com todos os pedacinhos do bife. Ao terminar, restavam em seu prato os restos esbranquiçados de carne. Aquilo a deixou mais tranquila. Sua mãe, que acompanhou todo o ritual silenciosamente, retirou o prato e acariciou seus cabelos, deixando-a no quarto.

Amenaide logo adormeceu, para amanhecer em um dia nada diferente do último, com exceção de uma intensa fome que a perturbava. Ficou atenta ao momento em que os pais deixaram a mesa do café da manhã. As vozes deles desapareceram no ar, indicando que estavam no quintal da casa. Ela deixou o quarto a caminho da cozinha para preparar leite com maisena no fogão. Preocupando-se em eliminar todos os resíduos, passou o mingau em uma peneira fina.

Degluta

Depois de pegar uma colher, Amenaide colocou mingau suficiente para preencher apenas a ponta da utensílio – algo em torno de 2 ml. Levando a colher à boca, transportou o conteúdo excessivamente de um lado para o outro com a língua e deglutiu-o aos poucos e sem esforço.

Ela já estava na décima colherada e o nível do mingau no prato permanecia quase o mesmo. Seu cansaço era aparente enquanto ela continuava deglutindo, aos poucos, os mesmos 2 ml de mingau na colher, no mesmo ritmo de alimentação. O cuidado não evitou que o alimento parasse no esôfago, bem na altura do coração. A sensação de alimento parado, além de incômoda, em geral também provocava dor – que Amenaide conseguia diminuir realizando uma vigorosa massagem com movimentos de cima para baixo no centro do peito.

A massagem acompanhava o percurso do alimento até o estômago, sendo muitas vezes exaustiva. Antes de prosseguir com uma nova colherada, ela bebeu um gole de água para limpar os resíduos da boca e do esôfago.

Na vigésima colherada, o mingau já estava gelado e pouco apetitoso. O cansaço havia tomado conta da musculatura da boca, principalmente da língua. A sensação de "comida parada" aumentava e as massagens não surtiam efeito. Já era hora de encerrar a refeição. A moça jogou o mingau na pia da cozinha, lavou os utensílios e voltou para o quarto.

Poucas horas se passaram até que a mãe a chamasse para almoçar. O cheiro da comida despertava o desejo de sentar-se à mesa e recomeçar o penoso processo de alimentação.

— Fiz polenta com frango cozido! Tente comer um pouco — disse Juraci.

— Não quero... — Amenaide respondeu, pouco confiante.

— Filha, o caldo do frango está saboroso. Pegue um pedação de polenta e ponha bastante caldo por cima — insistiu a mãe, entregando-lhe um prato limpo.

Aceitando o prato como quem aceita um desafio, Amenaide serviu-se de polenta e caldo de frango e sentou-se com os pais, que já estavam com o prato feito.

Com a colher de sopa, colocou na colher uma pequena porção. Levando o utensílio à boca, transportou o alimento exaustivamente de um lado para o outro com a língua e engoliu-o aos poucos e sem esforço.

Mas já na terceira colherada ela sentia a polenta parada no esôfago, na altura do coração. Quarta, quinta, sexta colherada: a massagem no osso esterno facilitava a descida do alimento até o estômago. Seus pais costumavam ignorar os rituais que ela utilizava durante a alimentação. Evitavam demonstrar constrangimento e inibir a filha, que já estava demasiadamente magra e fraca, necessitando de estímulo para continuar comendo.

Décima primeira colherada: cerca de 30 ml ingeridos. Amenaide abruptamente largou a colher ao sentir uma intensa dor na região do peito. Contorcendo o corpo para a frente, como se estivesse sendo esfaqueada na barriga uma, duas, três vezes, ela segurou as lamúrias, levantou-se e foi até o armário da cozinha, onde a mãe deixava sempre visível uma garrafa de Coca-Cola.

Intuindo o que a filha faria, Juraci tomou a frente, pegou a leiteira, despejou meio copo de Coca-Cola, acendeu o fogo e aguardou que o líquido fervesse. Em seguida, passou o líquido para uma xícara e entregou-a nas mãos trêmulas de Amenaide, que virou aquilo na boca sem preocupar-se com nenhum dos cuidados que costumava tomar quando se alimentava.

Degluta

Amenaide olhou para o pai com o rabo dos olhos. Ele, por sua vez, prevendo a reação da filha, fingiu concentrar-se no prato de comida e ignorou o movimento em torno da mesa para não constrangê-la. Em seus pensamentos, ele dizia: "Ela está piorando a cada dia... Em pouco tempo não vai conseguir esconder o problema".

Amenaide restabeleceu a respiração, antes ofegante, para reiniciar a refeição. Primeira, quinta, nona colher! A deglutição fracionada e a massagem no esterno não surtiam efeito. Era o momento de introduzir um novo ritual. Com o queixo para baixo, ela encheu uma colher de sopa rasa e a deglutiu, com esforço, de uma só vez. Sentindo o alimento parado, posicionou as mãos sobre o peito e deu três vigorosos pulinhos na cadeira.

"Essa doença está amalucando a minha filha. Isso já é ridículo", pensou Aloísio, tentando demonstrar indiferença.

Uma inspiração profunda. Décima terceira colherada: deglutição fracionada, meio copo de água e uma pausa. Se fechasse os olhos, ela conseguiria reproduzir o trajeto do alimento, que lentamente alcançava seu estômago. A comida gelada foi requentada pela mãe, que a aguardava pacientemente, enquanto o pai deixava a mesa sem explicações.

Mais uma colherada, meio copo de água e uma pausa. Mais uma colherada, meio copo de água e uma pausa:

— Mãe, estou satisfeita! Não quero mais nada.

— Mas você deixou a metade da comida no prato! Olhe como você está fraca, filha!

— Não posso mais continuar... Estou cansada e cheia — disse a moça, enquanto se levantava com o prato nas mãos.

Em um instante de desatenção, derrubou a colher. Impulsivamente, abaixou-se para pegá-la, mas sem aviso sentiu todo o alimento ingerido durante o café da manhã e o almoço retornar-lhe à boca e ser eliminado como vômito.

— Meu Deus! — bradou a mãe.

A porção de papa não tinha o odor característico de vômito. O olhar enojado de Aloísio fez que ela sentisse asco de si mesma e culpa por expor os pais àquela situação.

A mãe, espantada, correu para a área de serviço e buscou um pano seco para limpar a sujeira:

— Vá para o seu quarto, filha, deite um pouco! Já vou até lá — disse-lhe Juraci.

Amenaide foi para o quarto sem dizer uma palavra.

Naquela tarde, Juraci e Aloísio resolveram agendar uma consulta para Amenaide com o clínico geral. Voltaram para casa confiantes, mas não podiam imaginar que o drama de Amenaide estava apenas começando.

Seu esôfago apresentava dimensões exageradas e ausência de atividade peristáltica. Durante quatro anos ela se submeteu a um tratamento ambulatorial denominado dilatação forçada da cárdia, procedimento que lhe permitia comer praticamente todos os alimentos.

Em jejum, Amenaide aguardava a anestesia de garganta. Através de aspiração, o médico esvaziava todo o conteúdo esofágico, composto por restos de alimentos fermentados e putrefeitos, e também os conteúdos bacterianos, similares aos encontrados no intestino – que lhe causavam um mau hálito extremamente fétido e muito forte. Em seguida, introduzia-lhe o balão dilatador pela boca. A tensão tomava conta do corpo da moça e a ansiedade antecedia o momento em que ela sentiria a chegada do balão dilatador ao estômago. Com o balão posicionado, o doutor iniciava a dilatação, utilizando uma seringa e água.

Degluta

O desconforto era superado pela sensação de estar limpa de novo. No entanto, os efeitos do tratamento eram temporários, sendo necessária uma nova dilatação periodicamente. No início, o procedimento era repetido a cada dois meses, quando reapareciam os sintomas. Com o passar dos anos, as sessões de dilatação eram realizadas toda semana, com um volume de água cada vez maior, até que não surtisse mais efeito. Apenas um procedimento cirúrgico seria capaz de permitir-lhe a alimentação via oral.

Enfermaria do 9º andar do Instituto Central, Serviço do Esôfago, final de 2001

A VISITA AOS LEITOS da enfermaria naquela manhã havia sido a mais estranha de todos os tempos.

Todos estavam agitados. Profissionais e pacientes espalhavam-se pelo ambiente, em especial nos dois quartos maiores – um das mulheres e o outro dos homens. No quarto dos homens havia três pacientes internados. Paulo e Moisés não paravam quietos. Internados no pré-operatório, passavam o dia circulando pelos corredores e conversando sobre política e futebol. Juntos iam até o orelhão, telefonavam para a família, seguiam para a sala de TV, voltavam para o quarto e arrumavam as malas. O terceiro paciente era o senhor Antenor: "Antenor, 65 anos. Tabagista e etilista. Diagnóstico: câncer de esôfago irressecável", li em seu prontuário.

Nitidamente ele não queria conversa. Confesso que evitei ao máximo uma aproximação, mas não podia deixar que seu comportamento me afetasse a ponto de ignorá-lo por mais tempo.

— Bom-dia, senhor Antenor!

— Bom-dia para quem? — retrucou ele, azedo e enfezado.

— Desculpe. O senhor gostaria de conversar um pouco comigo?

— Será que há um dia bom para quem acaba de saber que vai morrer? — reagiu ele, como se eu tivesse culpa por seu diagnóstico.

Alguns pensamentos invadiram-me. Eu pensava que ele estava dentro das estatísticas. Fumar e beber são dois fatores predisponentes do câncer de esôfago, principalmente quando associados... Quem tem culpa? Poderia ter sido evitado...

— Alguém lhe explicou a sua condição? — prossegui.

— Agora me dizem que os hábitos que me mantiveram vivo até hoje é que me levarão à morte em breve... Rá! Essa é boa! — ironizou.

— Como assim?

O senhor Antenor se ajeitou na cama e disse, com raiva na voz:

— Você seria capaz de me dar uma vida nova? Não a partir de agora, não exatamente uma cura. Uma vida nova desde o começo. Desde que nasci. Se não é capaz, me deixe sozinho!

— Eu gostaria de saber mais sobre a sua vida.

— E por que falar sobre a minha vida me ajudaria?

— Não sei exatamente. Apenas me interesso pela história das pessoas.

— O que você quer saber?

— Notei, por exemplo, que o senhor não informou nenhum endereço no prontuário. Sem um contato consistente fica difícil para o hospital localizá-lo para um agendamento ou outra necessidade...

— Minha filha, você concorda comigo que é do meu interesse que eu seja localizado? Concorda que, se não lhe dei um en-

Degluta

dereço, é muito provável que eu não tenha um? Também não tenho família. Vocês não precisarão avisar ninguém quando a minha hora chegar. Moro na rua, ou melhor, morava. Agora não sei.

— O que o senhor quis dizer quando afirmou que os hábitos que o ajudaram a sobreviver são aqueles que o levarão à morte?

— Esses médicos parecem padres. Chegam cheios de mandamentos, de verdades absolutas. Uns fraldinhas que não sabem nada. Alguns tentaram me catequizar hoje de manhã. Vieram me alertar sobre o mal que a bebida e o cigarro causam no organismo. Tudo que fiz ou deixei de fazer foi para sobreviver, para comer ou por sentir fome. Ou por sentir a dor de uma vida que não me trouxe nenhum orgulho. Fugi de casa aos 12 anos, e nas ruas comecei a beber. Queria esquecer. Perder a memória. Queria queimar a memória. Quando eu fumava, a fome ia embora e eu conseguia me contentar com pouca comida. Quando eu bebia, esquecia que tinha comido restos, esquecia de que eu era um resto, esquecia de tudo... Eu bebia até esquecer.

— Como o senhor chegou ao hospital?

— Os anos foram passando e eu comecei a sentir uma dor forte no peito, principalmente quando comia. A dor foi aumentando e eu não conseguia mais comer. Tinha muita fome, mas a dor era maior. Aí eu tomava umas cachaças e a dor passava, abafava os meus sentidos. Assim eu conseguia comer o pouco que tinha. Consegui suportar alguns meses. Passei a fumar cada vez mais, pois, com o cigarro, sentia menos fome. Quando ela batia de verdade, eu bebia e conseguia comer. E comia muito pouco, pois sentia que pouco bastava. Então comecei a ficar fraco. Passei a não sentir mais apetite. A dor se tornou insuportável. No dia em que comecei a vomitar sangue, uns jovens de um centro espírita me ajudaram e fui internado aqui. Não sei o que pensar.

Eu queria morrer com dignidade. Não sei qual o sentido da minha vida, e não sei para que vivi.

— O senhor está vivo agora.

— Não quero ir embora. Não quero morrer nas ruas.

— Não pense assim. Todos estão trabalhando para melhorar a sua condição.

— Já matei sua curiosidade. Agora me deixe.

O senhor Antenor me deu as costas e começou a resmungar. Algo me dizia para insistir, mas, como quem lê pensamentos, ele me disse:

— Ainda não foi? Vocês querem que a gente faça a vontade de vocês o tempo todo! Não dão sossego! Você não pode me ajudar! Vai fazer o quê? Vai me estudar? Vai chamar mais meia dúzia de vocês para me avaliar? O pobre nem à beira da morte tem o direito de ficar em paz quando pede!

Depois de tamanho discurso, não consegui dizer nada. Organizei os papéis do prontuário e deixei o quarto. De fato, eu não tinha recursos para contribuir para a melhoria do seu estado e já sabia disso quando entrei no quarto para conversar. Eu estava sendo movida pela curiosidade.

Todo dia, porém, uma história surpreendente chegava aos meus ouvidos. Fiquei viciada em enredos muito mais ricos e fantásticos do que minha imaginação poderia criar. Com o tempo, algumas histórias ficaram bastante parecidas, e, quando eu parava para ouvi-las, sempre me lembrava de outra pessoa que vivera um sofrimento ainda maior. Isso tornava as dores narradas tão pequenas que estas não mais me surpreendiam.

)

Degluta

No quarto das mulheres havia quatro camas. Amenaide permanecia o tempo todo deitada de costas para as companheiras de quarto, com os olhos cerrados, em aparente repouso. Seu corpo estava recuperado da desnutrição e da pneumonia. Os cirurgiões seccionaram seu esôfago na região cervical e suturaram a pequena porção remanescente do órgão ao estômago, o qual, moldado cirurgicamente no formato de um tubo, passaria a realizar a função do esôfago.

O que chamou minha atenção foi seu corpo extremamente magro e os curativos: um atravessava a barriga e o outro era paralelo à clavícula esquerda. A magreza e as cicatrizes denunciavam a fragilidade daquela moça.

Seu silêncio era ensurdecedor. Eu podia ouvi-la gritar dentro do corpo fraco, invadido, machucado e cheio de cicatrizes. Seus olhos estavam sempre molhados e penetravam a alma de quem lhe encarava.

Naquela manhã, aproximei-me da cama e arrisquei:

— Podemos conversar um pouco?

Ela não se opôs. Limpou os olhos, ajeitou-se lentamente na cama e manteve a seriedade, enquanto aguardava que eu prosseguisse:

— Sou a fonoaudióloga do setor. Tenho certeza de que poderei ajudá-la a se recuperar mais rapidamente.

Amenaide apenas concordou com a cabeça. Baixou os olhos, entrelaçou os dedos e, inesperadamente, começou a tossir com força, sem parar, apresentando ânsia e falta de ar. Tão logo se acalmou, repousou a mão sobre a garganta e, com voz rouca e fraca, disse:

— Arde demais a minha garganta. Parece que tenho uma bola de fogo dentro do corpo. Essa tosse e essa queimação não diminuem nunca...

Mantive-me em silêncio. Ela continuou:

— Você viu as minhas cicatrizes?

Sem pudor, ergueu a camisola e expôs o corpo fraco e magro, com aqueles enormes curativos. Olhei fixamente para seu corpo e procurei seus olhos. Ao encará-la, notei que ela chorava.

— Quero ir embora... Não adianta! Nunca serei uma pessoa normal!

A intensidade de sua dor e a dimensão das cicatrizes eram coerentes com o sofrimento de sua alma. No entanto, ela podia se sentir limpa, não tinha mais os ninhos dentro do corpo, nem os restos de comida podre, nem medo do engasgo fatal ou do vômito repentino.

Eu não sabia como comportar-me, nem o que dizer.

— Volto num instante! — disse-lhe, sem a certeza de que voltaria.

Pouco tempo depois, passei pela porta do quarto e não pude evitar a curiosidade. A paciente da cama vizinha mirava as costas de Amenaide, segurando cada um de seus pulsos com uma mão e fazendo um movimento repetitivo de braços, erguendo e abaixando, imitando os pássaros em pleno voo.

Minha presença não as intimidou, e Amenaide se adiantou na explicação:

— A Vera está me ensinando um movimento que ela faz durante a alimentação e que para ela deu certo até hoje.

— É mesmo? — respondi.

Vera notou meu interesse e tomou a palavra:

— Como você sabe, quando tinha 2 anos de idade eu bebi o desinfetante que minha mãe deixava atrás da privada e, enfim, eu mal tinha experimentado comida ainda, porque a minha mãe me amamentou por muito tempo. Mas eu fui crescendo e minha mãe nunca fez comida especial para mim. Eu precisava

Degluta

comer a mesma comida dos meus irmãos. Não sei se é por causa disso, mas o meu corpo se adaptou e consigo comer qualquer coisa e até hoje não precisei de tratamento médico. Com o tempo eu só fui precisando desenvolver alguns movimentos com o meu corpo, que sempre foram suficientes.

Eu havia analisado seus exames. O deglutograma mostrava um estreitamento severo do esôfago que, na maioria dos pacientes, impossibilitava a alimentação sólida. Todos já haviam documentado que Vera de fato era capaz de ingerir alimentos de qualquer consistência, porém executando movimentos estranhos com os braços, de maneira enfática, como uma galinha que tenta voar.

Ela continuou:

— Apesar de comer de tudo, eu nunca comi na frente de estranhos. Não queria passar vergonha... Agora eu quero casar e preciso ser normal para encontrar um marido. Vão me achar louca por causa dos meus malabarismos.

— Você faz mais algum movimento? — Amenaide perguntou.

— Vou mostrar.

— Vera pegou uma bolacha que restara do café da manhã. Em seguida, mastigou lenta e precisamente o pequeno pedaço apreendido pelos dentes. Toda a musculatura da face contorcia-se exageradamente. No momento de engolir, ela colocou o queixo para baixo, fechou os olhos e engoliu com esforço, enquanto mantinha as mãos fechadas e apertadas. Seus lábios se espremeram e buraquinhos se formaram em seu queixo. Ela elevou a face, posicionando o queixo para o alto. Então iniciou os movimentos de braço, simulando o bater de asas. Parecia sentir o trajeto do alimento dentro do corpo. Bateu asas sete vezes. Sentou-se, deu três pulinhos na cadeira e encerrou bebendo um gole de água. Por fim, pigarreou antes de continuar a falar:

— Lá em casa eu acompanho com um leite bem doce e quente. Parece que facilita a descida do alimento. Quer tentar? — perguntou ela a Amenaide.

Amenaide coletou uma colherada do papaia que sobrara em sua bandeja de café da manhã. Raspou a polpa e levou a colher à boca. Ela realizou 32 movimentos mastigatórios lentos e amplos e deglutiu com esforço. Realizou também alguns movimentos com os braços, discretos e lentos. Não tossiu após a deglutição, mas sua voz estava molhada, como se resíduos do alimento estivessem parados na garganta.

Para cada colherada de mamão foram necessários cerca de 40 ciclos mastigatórios. Estes iam ficando mais amplos, lentos e frequentes. Amenaide se disse satisfeita quando foi tomada pela fadiga da musculatura da boca em razão do esforço. Um instante depois, levantou-se e dirigiu-se ao banheiro, apoiando-se nas camas e nas paredes do quarto.

Ao ouvir o esforço de Amenaide para vomitar, Vera se adiantou:

— Ela não fez direito, meu Deus do céu... Era pra fazer movimentos vigorosos, mas, daquele jeitinho fraco... Não daria certo mesmo...

— Enquanto Amenaide estava no banheiro, ouviu-se um falatório no corredor:

— É a Rosângela!

— Rosângela, você está de volta!

As enfermeiras contavam umas às outras sobre a chegada de uma velha conhecida da equipe. Trazida de maca do pronto--socorro para a enfermaria, sua cabeça pendia de um lado para o outro e ela revirava os olhos, espumando saliva pela boca. Quando ouvia alguém mencionar seu nome, a paciente recobrava os ânimos, abria os olhos e sorria, como se tudo estivesse normal. Então voltava a bambear a cabeça, a revirar os olhos e a babar.

— Meu Deus, preciso de um tempo! Estou enlouquecendo aqui dentro! — balbuciei.

Sem qualquer explicação, tirei o jaleco para ficar invisível e passei novamente pela porta do quarto das mulheres. Amenaide já estava treinando o bater de asas e os três pulinhos na cadeira – os facilitadores da deglutição. Enquanto ela treinava, um dos leitos era preparado para Rosângela, que babava na maca ao mesmo tempo que sorria e acenava para os conhecidos. No quarto dos homens, ouvia-se de longe a bronca das nutricionistas por causa da troca de refeições ou de sobremesas entre eles:

— Antenor, não pode! Você é diabético e o Paulo não é! Cada um tem uma comida diferente para atender necessidades diferentes!

Antenor lamentava o destino cruel:

— Mas eu não gosto dessa gelatina! Eu gosto de pudim!

Paulo lastimava-se:

— É fogo. Tanto faz o que a gente come... Vai tudo pro mesmo lugar... Tô no fundo do poço, até uma gelatina pode me fazer mal... Agora sou nenê! Tenho que viver de mingauzinho.

Moisés apenas ria.

Coloquei meu material no armário, peguei a bolsa e deixei o hospital. Virei para a esquerda e caminhei em direção à rua Teodoro Sampaio. Talvez as vitrines me distraíssem um pouco. Não me arrisquei a caminhar até o fim da Teodoro para não cair na tentação de pegar um ônibus para casa no largo da Batata. Comprei um mate gelado, atravessei a rua e retornei, admirando as vitrines.

Pouco tempo depois, eu já estava no Instituto Central, conversando com algumas colegas na entrada. Tomei fôlego e subi para a enfermaria com destino ao quarto de Amenaide:

— E então, os exercícios da Vera funcionaram? — perguntei-lhe ironicamente.

— Se eu quisesse comer com a ajuda de rituais, não precisaria ter feito cirurgia. Nem ter ficado com estas cicatrizes. Será que valeu a pena?

Eu não sabia a resposta para aquela pergunta. Amenaide desviou o olhar para as colegas de quarto, que pareciam interessadas na conversa. Seu olhar firme e penetrante as inibiu de tal maneira que elas decidiram assistir televisão na outra sala. Ao vê-las deixar o quarto, Amenaide suspirou:

— Me sinto como se estivesse num hospício. Esse negócio de não conseguir comer enlouquece as pessoas... Sabe, tenho medo de ficar doida. Se você visse o jeito que o meu pai me olha, certamente ficaria com medo.

Eu não sabia por onde começar, porém não houve um espaço vazio. Amenaide continuou a desabafar:

— Você acabou de ver minhas cicatrizes. O meu corpo é só osso e fede. Se não bastasse ter a vida condenada pelo descaso do meu país, ainda tenho de passar pela humilhação de precisar dele para me estender a mão e conceder um tratamento médico como se fosse algum favor. É preciso muito mais que isso que vocês têm feito por mim para me devolver a vida que eu perdi, que nem experimentei, que nem cheguei a viver!

Eu não quis encará-la. Se ela penetrasse em minha alma, descobriria que eu compartilhava de seus pensamentos:

— Talvez não seja o melhor momento para pensar nisso. Concentre-se na sua recuperação e você perceberá que todo o processo se tornará menos doloroso.

— A minha vida tem passado em câmera lenta. O protozoário levou anos para construir o ninho dentro de mim. Fui me debili-

Degluta

tando lentamente. Levo horas pra comer um prato de mingau. Levei anos nas filas e nas recepções dos ambulatórios para realizar as dilatações... Levei meses para ser atendida no Hospital das Clínicas... Agora tenho que ter paciência para me recuperar... Como se não importasse para ninguém o tempo que já perdi, o quanto deixei de fazer, como me angustia não ter futuro, viver o hoje para tentar sobreviver amanhã, um amanhã que não chega nunca...

— Infelizmente não posso mudar o seu passado, mas tenho certeza de que poderei acelerar sua recuperação e, talvez, contribuir para que você tenha um futuro diferente.

— Você sabia que eu tive que falar com uma psicóloga ontem?

Eu havia lido a solicitação do médico em seu prontuário, mas nenhuma outra anotação havia sido feita.

— Bom, ela não conhecia a minha história nem a minha doença! Aliás, ela não é do setor, porque aqui na enfermaria do Esôfago não tem psicóloga. Ela estava bem interessada, mas acho que não vai voltar. Ela disse que o meu estado de revolta é normal na minha condição.

— Você acha que está revoltada?

Minha pergunta pareceu um fósforo aceso jogado na lenha. Os olhos de Amenaide brilharam e seu corpo ganhou força:

— E não é para estar revoltada com a vida? Com o destino? Por que eu? Por que fui escolhida para nascer na miséria absoluta, passar fome e frio, ter o mal de Chagas, ter essas cicatrizes, viver para sobreviver sem poder experimentar nada que a vida tem de bom para oferecer? Você acha que é uma coincidência?

— A meu ver, a linha que separa a coincidência do destino é o ponto de vista.

— Você me considera uma vítima do destino?

— Não, você é uma vítima do país — respondi-lhe.

Patrícia Amaral

A alta médica

OS DIAS SE PASSARAM em branco, sem novidades. Entre sete e sete e meia da manhã, a equipe de especialistas realizava a visita aos leitos. O quarto costumava ficar apertado, em geral com mais de uma dezena de profissionais discutindo termos, procedimentos e condutas – cada um utilizando sua linguagem, praticamente uma babilônia. Não se entendiam entre si e os pacientes optavam por manter os olhos fechados e o rosto relaxado, como os cadáveres das aulas de anatomia, simulando invisibilidade.

Os termos técnicos entravam por seus ouvidos e eles tentavam entender o que significavam ou procuravam um lugar para que ficassem armazenados. De tudo que era dito, restavam na cabeça de cada paciente três ou quatro palavras que no dia seguinte eram esquecidas e substituídas por outras tantas do jargão, como nomes de doenças, exames, dietas, exercícios e procedimentos.

Fazia parte da rotina tomar café da manhã e banho, trocar os curativos, tomar os medicamentos, realizar exercícios de fisioterapia, as avaliações nutricionais, acompanhar a visita da equipe de enfermagem, passar por mais alguma checagem de um ou mais residentes e sair para a realização de exames ou para uma caminhada no andar.

À tarde o andar ficava mais tranquilo. Permaneciam os auxiliares de enfermagem, alguns residentes e os familiares no horário de visita. Naquele dia, os pais de Amenaide chegaram ao quarto com olhar confiante:

— O doutor nos mostrou os resultados de um exame que você fez. Aquele em que você precisou beber água e iogurte. Ele disse que esse exame é um dos mais importantes para saber se a cirurgia deu certo, e você se saiu muito bem! — disse Juraci.

Amenaide esboçou um sorriso, mas manteve o olhar baixo e os lábios cerrados. A mãe notou sua tristeza e tentou animá-la com outro assunto:

— Parece que você vai ter alta antes do Natal, e então poderemos comemorar lá em casa numa grande festa!

Novamente Amenaide apenas esboçou um sorriso. A mãe tratou de adiantar-lhe informações sobre os preparativos. A festa aconteceria na casa do tio Juca, que entrara em contato para convidá-los, dizendo que fazia questão da família reunida após tantos anos de discórdia. Foi então que ela explicou-lhe sobre a internação da Amenaide e, mesmo sem jeito, encheu-se de coragem para perguntar se a festa não poderia ser realizada no sítio, totalmente financiada por ele.

Como anunciado, Amenaide teve alta médica em meados de dezembro. Desde a mais tenra infância, nunca antes havia sentido o aroma do Natal. A casa cheirava a peru assado e cidra. Na sala havia um enorme pinheiro de plástico, iluminado e decorado com laços de fita dos retalhos de costura de sua tia.

Aos poucos foram chegando parentes e estranhos que simulavam uma intimidade que nunca existira entre eles. "Feliz Natal!!!!", bradavam ao som notadamente exagerado e artificial, acompanhado pelos tapinhas nas costas.

Do sofá da sala Amenaide acompanhava o comportamento das pessoas que sorriam, falavam alto e quebravam nozes e castanhas. Ela nunca havia comido nozes ou castanhas, não por conta da doença, mas por causa da pobreza. O tio Juca fez questão de proporcionar a todos o que havia de melhor até nos detalhes. Para onde se olhava havia rodinhas de convidados entre comes e bebes.

Enquanto isso, Juraci comportava-se feito uma barata tonta, tentando servir a todos apesar da inexperiência em recepcionar pessoas. No entanto, notava-se sua felicidade através dos olhos vivos e brilhantes. Tio Juca financiou os ingredientes, mas todos os pratos foram preparados por ela com imensa satisfação.

No outro canto da casa, Aloísio observava Amenaide que comia uma pequena porção de maionese com batata e bebia suco.

— Graças a Deus minha filha não faz mais aqueles rituais ridículos! — ruminou.

Ele observava a esposa alegre:

— Ela devia ter casado com o Juca, que agora faz papel de bonzinho, depois de tudo que fez pra gente...

Seus pensamentos vez por outra eram interrompidos pelas gargalhadas dos grupinhos que contavam piadas conhecidas, para então olhar Amenaide, que desviava os olhos sem disfarçar. Ao vê-la ainda com o prato de maionese, pensou: "Eu queria um milagre. Que ela pudesse sentir o gosto dessas coisas boas da vida que nunca pude lhe dar. Se os exames dizem que ela já está boa, por que ela não consegue comer como uma pessoa normal?"

As primas trouxeram um CD *player* para divertir a noite com forró. Para Amenaide, o tempo estava passando lentamente, enquanto todos se divertiam entre danças, piadas, peru, maionese e cidra.

Amenaide assistia a tudo como se não fizesse – ou não quisesse fazer – parte daquilo, a única sóbria entre bêbados. No início da madrugada, ela deixou a sala sem ser notada e seguiu para o quarto. Mesmo ao som das vozes animadas, conseguiu dormir.

Ambulatório da Gastroenterologia, 6º andar, janeiro de 2002

SEGURAMENTE MAIS DE 40 pessoas se espremiam às oito horas da manhã no Ambulatório da Gastro. O falatório encobria o som da TV, que já estava no volume máximo. Na porta, uma fila desorganizada havia se formado para a obtenção de informações, o que irritava as enfermeiras, que eram constantemente interrompidas. Quando começavam a orientar um paciente, outro tomava a frente com uma pergunta sem qualquer relação com o assunto já iniciado, chamando a atenção de outros pacientes, que emendavam as perguntas sem dar-lhes tempo para organizar as respostas.

Pacientes e profissionais tinham dificuldade de entrar no Ambulatório. As salas de atendimento estavam lotadas. Uma delas era ocupada pelo setor de fonoaudiologia do Serviço do Esôfago duas vezes por semana, das oito às dez horas da manhã.

Amenaide estava agendada para o primeiro horário.

Ela estava corada e aparentava ter adquirido alguns quilos. Chegou sorridente, carregando uma sacola térmica.

— Bom-dia! — cumprimentou-me animadamente.

— Bom-dia! — retribuí no mesmo tom de voz.

Em seguida, a jovem descansou a sacola térmica na cadeira destinada aos acompanhantes.

— Acabei de me pesar com a nutricionista... Ganhei dois quilos nessas semanas!

— Realmente você está com outro aspecto!

— Mas ainda não consigo comer... Dizem que os exames de imagem não mentem. Até parece... Eles não estão lá em casa pra ver o que eu tenho que fazer! Acham que tudo foi um sucesso. Já ameaçaram me colocar na psicóloga de novo. Acham que estou sabotando o meu tratamento... Também, tem tanto maluco na Gastro que dá pra duvidar de qualquer um...

Uma vez mais eu teria de concordar com ela, pelo menos parcialmente. Depois de acompanhar alguns pacientes em condições semelhantes, notei que a simples conduta de assistir a alguns deles alimentando-se por via oral, mesmo com dietas manipuladas por fonoaudiólogos e nutricionistas, podia trazer dados tão ricos quanto aqueles obtidos pelos exames de imagem – com a óbvia desvantagem de tal observação não ser registrada nem comprovada.

Embora os exames de imagem fossem insubstituíveis, pareciam insuficientes, pois eram realizados em situações artificiais de alimentação, podendo gerar falsos positivos e falsos negativos. Por isso, precisavam ser complementados com os dados obtidos por intermédio da alimentação assistida.

Os exames de imagem eram feitos com volume calibrado, consistências padronizadas e isoladas em poucas ofertas de alimento. Os pacientes se alimentavam com colher, seringa ou copo plástico – em nada semelhantes às situações normais de alimentação, em que cada um utiliza o seu utensílio de preferência, o introduz na boca de maneira singular, mistura consistências, texturas e quantidades, conversa com o alimento na boca ou entre as deglutições, ingere líquido e ingere cerca de 30 colheradas por refeição.

Algumas dificuldades apareciam após certo número de colheradas pela fadiga da musculatura envolvida, gerando incoordenações e engasgos. Outras dificuldades aconteciam apenas com determinada mistura de alimentos. Os profissionais da área sabem que discretas variações na consistência dos alimentos podem ser suficientes para modificar o padrão de deglutição de um paciente. Por exemplo: alguns engasgam com a consistência de água, chá e café, mas não com a de suco de laranja ou néctar.

Após observar Amenaide ingerindo a marmita levemente morna, concluí: poderíamos fazer uma série de exercícios para adequar a resistência, a sensibilidade e a mobilidade dos músculos e das estruturas envolvidas no processo de deglutição e mastigação, com o objetivo final de fazê-la comer mais, em menos tempo e com mais segurança.

Eu estava muito longe de descobrir se a fraqueza muscular amplamente observada nos pacientes com o mesmo diagnóstico, em avaliações no pré-operatório, poderia ser justificada por um desuso crônico da musculatura, uma vez que todos se alimentavam de consistência líquida e semissólida havia muitos anos (em geral, havia décadas), ou se poderia ser justificada pelo quadro de desnutrição ou por qualquer outro aspecto relacionado à doença propriamente dita.

No entanto, pacientes submetidos aos exercícios fonoaudiológicos tradicionais pareciam se adaptar mais rapidamente à nova condição anatomofisiológica devido ao ganho obtido nas fases iniciais da deglutição e na conquista da segurança para engolir.

Fiquei na porta observando Amenaide partir. Enquanto ela passava, outros pacientes olhavam-na. De onde eu estava, conseguia ouvir comentários e cochichos:

— Nossa, você viu o estado daquela moça? Vê se não reclama da sua situação... Deve ser anorexia...

— Ou aids...

— Esses jovens com mania de emagrecer e virar modelo de revista.

— Ou pior, usam droga...

— Cê viu só? Pura pele e esqueleto! Quase uma morta-viva! Não sei como ela tem força nas pernas para andar...

Desconfio que, de onde Amenaide estava, ela também podia ouvir os comentários, os quais, curiosamente, vinham dos que estavam na mesma situação. De fato, seus poucos mais de 30 quilos e o cinto que dava duas voltas na cintura sobre a roupa frouxa impressionavam quem não conhecia a força daquela moça. Nem o barbeiro conseguira machucar seu coração amargo.

Todo dia eu cruzava com pessoas cujo destino fora manipulado pelos homens – não por Deus nem pelo acaso – e se transformaram em seres totalmente diferentes do que poderiam ter sido.

Amenaide voltaria para o sítio, possivelmente feliz por conseguir comer esporadicamente um pedaço de carne – não por apresentar alguma limitação física agora, mas por não ter condições financeiras de fazê-lo com frequência, assim como a maioria dos brasileiros. Apesar disso, ela seria feliz, pois faria parte de um grupo maior, para o qual o governo fazia questão de alardear que estava com a atenção voltada.

Quanto a mim, voltaria para casa feliz com aquela sensação de dever cumprido, enquanto dia após dia Amenaide seria esquecida e substituída por tantas outras que aguardavam ansiosas por mãos generosas e esperançosas.

5
FÁBIO

"É melhor prevenir que remediar."
DITADO POPULAR

NO BOTECO DE ESQUINA, decorado com paredes e piso de azulejo, não havia mesa vaga. Com lotação máxima, o dono sorridente servia bebidas no balcão, enquanto o pagode tomava conta do local. Os músicos anônimos eram os clientes de todo dia. Em volta da mesa repleta de garrafas vazias, os clientes dançavam e conversavam animadamente.

Fábio era o típico cliente de todo dia. Alternava uma branquinha com uma cerveja estupidamente gelada e um rabo de galo para variar, seguido por outra cerveja. Ele preferia sentar-se nas banquetas de frente para o balcão, onde o atendimento era mais rápido.

A cada gole de cachaça ele engolia mais um pensamento ou dois, até fazê-los desaparecer completamente. Então se sentia leve, livre e feliz. Não costumava ficar de papo furado com os outros frequentadores, mas demonstrava disposição e alegria para acompanhar o samba nas letras ou na batucada na beirada do balcão.

Um dia, Fábio saiu do trabalho e foi para o boteco sossegadamente, fumando um cigarro. No caminho, encontrou Jacaré:

— E *aê*, Fábio?
— Jacaré! Quem é sumido um dia aparece! Cê saiu do banco e não voltou mais no pagode!
— É, não é bem assim, não! Saíram comigo do banco!
— Cê aprontou lá, conta *aê*!
— Foi a cachaça, Fábio. Pegaram uma garrafa no meu armário e aí não teve conversa.
— Até dá pra entender, né, Jacaré? Segurança de banco com a cabeça cheia de cachaça é difícil...
— Fica esperto, Fábio...
— Cê deu mole...
— E como tá lá? Tem gente no meu lugar?
— Tem um zé-mané. Vê se aparece! Hoje só vim pra beber uminha. Tô indo pra casa.

Fábio acendeu um cigarro e seguiu caminhando na madrugada úmida de São Paulo. Ele gostava de prestar atenção no ritmo de suas passadas. Pisava pesado no concreto áspero das ruas, mantinha o peito estufado e o olhar firme no horizonte, orgulhoso de si mesmo.

Ele era respeitado por seu porte físico e pela profissão. Era segurança de um banco havia muitos anos, andava armado e gostava de exibir a força física para os amigos. Casado havia dez anos com Ana Maria, tinha três filhos homens, dos quais também se orgulhava. Após o expediente, seguia direto para o pagode. Dizia que em casa não conseguia relaxar, pois os moleques faziam muita bagunça e Ana Maria não conseguia colocar rédeas neles. No pagode, encontrava os amigos, ouvia boa música e dava risada. Dificilmente ele se divertia em casa, pois ao chegar só lhe apresentavam problemas.

Seu maior problema era a sogra. A pedido da filha, ela não saía de sua casa. Ana Maria vivia reclamando da quantidade de

Degluta

trabalho doméstico e de ter de passar muitas noites sozinha com as crianças enquanto o marido fazia plantão. Quando Fábio chegava em casa, todos estavam dormindo. Ele conversava rapidamente com a família durante o café da manhã, antes de levar as crianças à escola e retomar o trabalho.

O pessoal do bairro comentava com ele:

— Difícil a vida, hein, Fábio? Deixar a esposa sozinha, ficar sem ver os filhos...

— Fazer o quê? É o meu trabalho. Hoje em dia não dá nem pra reclamar, com tanta gente perdendo o emprego! Os meus amigos estão sendo mandados embora e eu ainda estou lá...

— Ah, mais aí vai da competência...

— É... Eu faço o melhor que posso.

Na noite seguinte, como de rotina, ele acendeu o cigarro e caminhou até o pagode. Pediu uma branquinha e virou-a na garganta de uma vez para abrir o apetite. Pediu uma cerveja trincando de gelada e um torresminho. Abocanhou o torresmo e, na primeira mordida, gritou:

— Aaaaiii! Meu dente, cacete! Olha só, o meu dente partiu com essa porra! Olha o sangue, cacete!

— Calma, Fábio, coloca gelo que passa! — ensinou o dono do boteco.

Fábio foi ao banheiro carregando um bolo de guardanapos. Ao tentar encostar os dentes de cima nos de baixo, sentiu apenas o farelo do dente quebrado e muita dor. Aí saiu do banheiro e esbravejou:

— Coloca aí outra branquinha pra eu aguentar chegar em casa!

Virou o copo e seguiu raivoso para casa. Com a boca anestesiada e o corpo cansado, logo pegou no sono, mas na manhã seguinte a dor voltou forte.

— Você vai precisar ir ao dentista; não tem jeito — disse Ana Maria.

— E vai ter que ser já. Vou avisar no banco e depois vou direto para o doutor.

O doutor realizou a observação da pele do rosto e do pescoço. Puxou com os dedos o lábio inferior para baixo, afastou a bochecha e deslizou os dedos pela gengiva. Solicitou ao paciente que encostasse a língua no céu da boca para poder apalpar o soalho. Analisou cuidadosamente toda a superfície da língua, onde uma ferida de características diferentes deixou-o intrigado.

Fábio voltou para casa pensativo. O tratamento dentário havia sido rápido e eficaz, mas trazia um encaminhamento para avaliação de um especialista em cirurgia de cabeça e pescoço, devido à existência de uma ferida indolor na superfície da língua. Sua primeira reação foi correr para o banheiro e colocar a língua para fora. Só conseguia enxergar um machucado no fundo, em um local de difícil acesso.

Unidade de Terapia Intensiva da Cirurgia de Cabeça e Pescoço, 48 horas após a cirurgia

FÁBIO ABRIU OS OLHOS e não reconheceu o ambiente. Sua vista estava embaçada. Não estava na enfermaria. Experimentou algumas piscadas: pesadas e lentas.

Tentou um movimento corporal – tão discreto que foi imperceptível. Sentiu-se preso dentro do próprio corpo. A dor o impediu de continuar, enquanto sua mente trabalhava em velocidade surpreendente.

Degluta

Fábio precisava de um espelho. Algo tinha saído errado naquela cirurgia. Ele só tinha um machucado na língua, mas os médicos lhe disseram que ele tinha um tumor cuja extensão seria conhecida apenas durante a cirurgia. Afirmaram que poderiam ter de retirar toda a língua, embora ele acreditasse que os médicos estavam exagerando. Não podia ser um caso tão grave, considerando que ele jamais havia sentido dor e o diagnóstico fora feito por acaso – em razão da visita ao dentista, por conta do dente que quebrara comendo torresmo.

Ele sentia o corpo todo costurado e o rosto inchado. Um fino canudo entrava por seu nariz e descia garganta abaixo. No centro do pescoço havia um buraquinho com um cano metálico, por onde podia sentir a respiração.

Sua saliva estava muito grossa e parada na garganta. Fábio descobriu que não conseguia engolir nem falar. Ele precisava cuspir. Arriscou limpar a garganta com um suave pigarro:

— Hum, hum...

A saliva grossa apenas se movimentou. O fraco pigarro foi insuficiente para limpar a garganta. Ele não podia comandar os movimentos da boca. Queria pigarrear forte e engolir a saliva espessa, mas conseguiu apenas desencadear uma tosse incontrolável.

A falta de coordenação dos movimentos da boca, o acúmulo de saliva e a tosse interminável aproximaram-no da morte. A dor que se intensificava com os movimentos da tosse e a incapacidade de respirar e engolir causaram-lhe o pânico do afogamento fatal.

A tosse mobilizou as secreções que estavam em seus pulmões, que passaram a ser expelidas naturalmente pelo traqueostoma. Fábio sentiu estranhamento, nojo e vergonha de sua situação. Num impulso, tentou realizar um movimento com o braço para levar o lençol até o peito. Sua tentativa fracassou por conta da intensa dor, e o desespero tomou conta dele. A presença da enfermeira, que o auxiliou a restabelecer-se, transmitiu-lhe segurança e tranquilidade.

Ele precisava de um espelho. Balbuciou um som muito fraco:

— *Eeo.*

A enfermeira voltou-se para ele. Demonstrando interesse e fazendo esforço para compreendê-lo, pediu que repetisse:

— *Eeo.*

— Desculpe, seu Fábio, mas não compreendo... O que poderia ser... Talvez o senhor consiga escrever algo.

Ela pegou a prancheta das anotações médicas e posicionou-a na cama, embaixo do antebraço do paciente. Depois, pegou a caneta e a colocou entre os dedos de Fábio.

— Tente agora.

Fábio queria se comunicar, porém os finos movimentos do pulso para escrever a palavra refletiam em seu ombro, gerando muita dor. Mas ele não podia ceder. Decidido, enfrentou a dor para se fazer ouvir.

— *Eeo!*

— Você quer um espelho? — perguntou a enfermeira.

— Hum — balbuciou ele, acrescentando uma piscada afirmativa.

— Não se preocupe! Logo você não precisará mais da sonda, nem da cânula. As cicatrizes ficarão imperceptíveis e você recobrará a saúde de antes.

— *Eeo. Eeo. Eeo!*

Após uma breve reflexão, seguida por um longo suspiro, a enfermeira decidiu atender ao pedido e posicionou um pequeno espelho na frente do rosto de Fábio.

Imediatamente os olhos dele ficaram vermelhos e cheios de lágrimas, que ele tentou, em vão, engolir. Seu rosto havia dobra-

Degluta

do de tamanho. Ele conseguia ver a sonda no nariz e um buraco no pescoço, além de diversas cicatrizes. Não conseguia levantar o braço direito; sentia-se paralítico. Não quis abrir a boca na frente do espelho. Seria difícil demais!

— Hum — balbuciou novamente, com os olhos fechados.
— Posso retirar o espelho? — perguntou a enfermeira.
— Hum — balbuciou ele, com uma piscada afirmativa.

Fábio esperou que a enfermeira retornasse. Quando ela se aproximou, ele tentou falar:

— Oi...eo...ao.
— Desculpe, não entendi.
— Ao — gemeu ele, esforçando-se para realizar um sutil movimento com o braço.
— Braço? — arriscou a enfermeira.
— Hum.
— Quer saber por que dói?
— Hum.
— É uma consequência do esvaziamento cervical. Foi preciso seccionar o nervo espinal, o que causou a paralisia do músculo trapézio, um dos responsáveis pela elevação do ombro e do braço. Foi preciso realizar esse procedimento cirúrgico porque foi diagnosticado um risco de metástase oculta.

Fábio não entendia nada. Aquelas palavras não faziam sentido. Foi então que ele percebeu que estava perdido: nunca mais poderia segurar uma arma, nunca mais arranjaria emprego!

Como se pudesse ler seus pensamentos, a enfermeira continuou:
— Você vai receber um encaminhamento para fisioterapia. Os exercícios vão te ajudar a se recuperar.

Fábio precisava se acostumar com a nova anatomia. Os cuidados da equipe da enfermagem eram intensos: troca de curativos, aspiração de secreções, higienização da cânula, medições constantes.

Como ele encararia a esposa? O que ela poderia esperar de um homem mutilado? Ele deveria ir embora de casa assim que tivesse as mínimas condições físicas. Não poderia suportar a vida dentro de casa, esperando a esposa retornar do trabalho, sendo sustentado por ela, vendo a sogra o dia todo e os seus filhos ficando mal-educados.

Respirar fundo doía. Fábio demoraria a se acostumar com o ar que circulava através do traqueostoma. Notou que também havia perdido o olfato. Mas por quê? Será que tinham mexido no nariz também? Ele conhecia o cheiro do hospital, especialmente o da enfermaria, em que ficara internado para fazer os exames pré-operatórios. Além de não poder comer, não podia sentir o cheiro da vida!

Nas primeiras visitas da esposa, Fábio preferiu simular sonolência. Não conseguia encará-la. Concentrava-se em manter a farsa e aguçar os ouvidos. Queria saber o que ela pensava. No entanto, durante todo o horário de visita, ela apenas permanecia ao seu lado, em silêncio, demonstrando preocupação.

Por outro lado, a equipe multidisciplinar estava satisfeita. As sequelas e os sintomas apresentados pelo paciente no pós--operatório imediato eram esperados. Os médicos não estavam focados nas mutilações físicas e emocionais, mas engajados em reduzir os riscos de a doença se espalhar ou retornar no futuro. Um exército de especialistas aguardava a liberação médica para lidar diretamente com as sequelas.

A cicatrização do paciente era considerada excelente. Muito em breve começaria o processo de decanulação e ele seria incentivado a retomar a respiração natural.

Degluta

O primeiro dia do resto de sua vida

ESTAVA NA HORA DE FÁBIO deixar a enfermaria, e ele precisava sair caminhando. A mobilidade do pescoço e dos braços, especialmente o direito, estava bastante limitada, resultando em um caminhar travado e endurecido. Enquanto sua mulher arrumava a pequena mochila sobre o leito que ele ocupara durante algumas semanas, Fábio se despediu dos membros da equipe com um sorriso discreto e olhar satisfeito.

Ele e a mulher andaram alguns metros até o ponto de ônibus da avenida Rebouças. O percurso, de aproximadamente 50 metros, foi realizado lentamente, dada a dificuldade de disputar espaço com os camelôs, com as cadeiras de rodas e com os pedestres.

O motorista do ônibus, acostumado com passageiros em condições especiais de saúde que entravam e saltavam do ônibus naquele ponto, ao ver o rapaz emagrecido, com sonda no nariz, uma deformidade na região dos ombros e amparado pela esposa, manteve o ônibus no ponto até que um passageiro cedesse o lugar ao doente.

A esposa retribuiu o gesto atencioso com um aceno de agradecimento, enquanto uma fila de ônibus se formava e parava a avenida – preenchida pelo som das mais nervosas buzinas dos motoristas, que não se importavam com a proximidade do hospital.

A viagem transcorreu em silêncio. Fábio não podia responder e Ana Maria não queria falar sozinha. Ele estava visivelmente ansioso e incomodado. O silêncio instigava sua mente, que produzia fantasias, hipóteses e comentários em uma velocidade espantosa. Havia tantas vozes em sua mente que ele não era capaz de reconhecer qual delas era o seu eu verdadeiro.

Sentiu um frio na barriga quando se aproximou do bairro em que morava. Os amigos, acostumados com seu andar imponente e hipnotizados por sua habilidade com a arma, não poderiam vê-lo derrotado. No entanto, seria inevitável atravessar a rua e enfrentar o olhar piedoso dos vizinhos e parentes. Como reagiriam seus filhos? Como suportaria os dias em casa, com a sogra e os moleques, sendo sustentado pela esposa? Quanto tempo levaria para retomar a vida de antes?

O ônibus entrou na avenida que cruzava a rua de sua casa. Faltavam apenas dois pontos para descerem. Fábio tentou levar a mão até a campainha do ônibus. A intensa dor foi percebida em sua fisionomia e chamou a atenção dos passageiros e de sua esposa, que prontamente apertou o botão e o amparou. Fábio desceu do ônibus constrangido, mas logo os sentimentos se misturaram, pois ele avistou os filhos, que corriam em volta da barraca de churrasquinho do Zé. A sogra encontrava-se no portão, conversando com a vizinha e tomando conta dos netos.

Tudo estava estranhamente como antes! Todos continuavam com a vida aparentemente sem graça, mas inalterada e inabalada. O que havia de novo para ele era a peculiar movimentação da tarde em sua rua, com as donas de casa, as crianças, os aposentados, o tráfego intenso de carros e o inesperado movimento na barraca de churrasquinho do Zé. Fazia muitos anos que ele não chegava em casa naquele horário, e nos fins de semana a rua ganhava outro ritmo.

Quando os filhos o avistaram, bradaram em coro:

— Olha! O meu pai voltou!

Ana Maria sorriu, achando graça, mas os meninos não interromperam a brincadeira. Fábio, no entanto, esperava uma recepção mais calorosa.

Degluta

"Sempre estive tão distante deles que nem sequer sentiram a minha falta! Não sofreram com a minha ausência", pensou.

A sogra despediu-se apressadamente da vizinha e seguiu ao encontro do casal:

— Ô, nego, desculpa, mas tive que cuidar das crianças e por isso não deu pra te visitar no hospital!

Seu impulso de responder foi reprimido. Fábio enxugou a saliva que se acumulava constantemente no canto da boca, usando a fralda de pano que a esposa lhe reservara. Em seguida, pendeu a cabeça lateralmente em direção ao ombro até o limite da dor, em uma inclinação discreta para o observador. Fechou os olhos demoradamente e rasgou os lábios em um leve sorriso, como quem diz: "Que é isso, não tem importância...".

Sua sogra pareceu compreender e prosseguiu:

— Mas eu vou me redimir! Fiz um bolo de milho com café fresco, do jeito que você gosta!

Fábio repetiu a inclinação da cabeça, o movimento dos olhos e o sorriso mascarado, como dizendo: "Que é isso! Não precisava se incomodar...".

Ana Maria, no entanto, percebeu a gafe da mãe e não lhe poupou críticas:

— Mãe, o Fábio não pode comer essas coisas! Até parece uma afronta! Quer que ele fique chateado?

Fábio segurou o braço da esposa sem colocar a força pretendida, ele não conseguiu trazer para o pulso a força do seu peito. Pensava: "Sei que ela só queria me agradar...".

Mas não verbalizou. Não queria que o som impreciso, distorcido e molhado que emitia, demonstrasse que estava demente ou abobalhado. Ana Maria não discutiu e preferiu entrar em casa. Fábio ficou satisfeito com o final da conversa e aliviado por sair da rua. Simulou um cansaço repentino para ficar sozinho em seu quarto. A esposa ajudou-o com o banho, refez os curativos conforme a orientação das enfermeiras e vestiu-o. Tudo que ele antes fazia rapidamente levou muito tempo para ser feito. Ele precisaria dar um desconto para o esforço de Ana Maria. Ela era inexperiente e ganharia habilidade com o passar dos dias.

Ana Maria também estava cansada, mas manteve-se prestativa. O que ela menos queria era que todas as tardes fossem iguais àquela. Preferiria trabalhar período integral a ficar condenada à responsabilidade de tratar do marido. Quem cuidaria dela? Quem cuidaria dos seus filhos? Quem sustentaria a família?

Fábio fechou os olhos para descansar, mas foi traído pela mente, que voltou a perturbá-lo com dúvidas e aflições sobre o dia seguinte. Ele lutou contra os pensamentos até adormecer.

Quando se levantou, tudo estava exatamente no mesmo lugar: dúvidas, pensamentos, aflições e dores. Como não conseguia deitar-se de lado, acordou com o corpo dolorido. Notou que Ana Maria não havia dormido com ele, talvez para deixá-lo à vontade na cama. Precisou de vários minutos para conseguir sentar-se com a mínima ajuda dos braços. O travesseiro estava molhado da saliva, que escorria fartamente da boca. Quando voltaria a engolir? Como voltaria a engolir sem a língua? Estaria condenado a caminhar com uma fralda de pano sobre o ombro, para enxugar a saliva, e uma lata de leite em pó vazia sobre o colo, para expelir nela a baba?

Em frente à cama estava a penteadeira. Fábio olhou-se no espelho de corpo inteiro. Sua postura estava alterada e o ombro direito desnivelado do esquerdo. Em nada lembrava o porte de antes. Estava torto e deformado. O pescoço tinha afinado

Degluta

e havia um buraco no meio dele, além das diversas cicatrizes. A sonda nasal incomodava-o. Também havia uma cicatriz no peito, de onde retiraram um retalho do músculo para criar um soalho para a boca e reduzir o espaço resultante da remoção da língua:

"Mas não era apenas uma ferida na língua", pensou.

Ainda sentado na cama, tateou a madeira embaixo do criado-mudo e pegou uma chave. Com ela, abriu a gaveta do criado-mudo e tirou de lá, com a mão esquerda, sua antiga arma. Esta parecia estar mais pesada. Tentou passá-la para a mão direita, mas, no momento de fazer a apreensão, sentiu o peso e não conseguiu evitar que a arma caísse no chão. Se ele não tinha condições de apontar uma arma, então não poderia retornar ao emprego.

Fábio permaneceu sentado na cama até que a esposa decidiu visitá-lo. Ela recolheu a arma do chão e disse:

— Vou trabalhar e vou demorar a chegar. Preciso pegar umas papeladas para dar entrada na sua aposentadoria e ver com algumas patroas se vão querer trabalho para o dia inteiro. Aproveite o dia para descansar e anime-se, pois você está em casa agora.

"Aposentadoria?", ele pensou.

O assunto encorajou-o a tentar se comunicar. Com uma voz pastosa, monótona e hipernasal, disse:

— *Puão mãoá, babaiá puiâfu, ão pâfi, ão pâfi.*

Fábio notou a expressão de surpresa da esposa e sentiu que naquele momento ela deixara de amá-lo.

— Não se esforce, só descanse! Deixa eu ir, quero voltar o mais cedo possível para cuidar de você. Já pedi pra minha mãe te dar os remédios na hora certa.

Ana Maria deixou o quarto sem dar alternativas ao marido.

"Vou tentar tomar banho sozinho. Se der certo, não terei que depender dela e dos horários dela", pensou Fábio.

Com dificuldade, ligou o chuveiro. A sogra ouviu da sala, mas não podia se intrometer. Ficou atenta apenas para acudi-lo em qualquer eventualidade. O pijama de botão foi facilmente retirado, mas Fábio não conseguiu lavar nada além da barriga e da genitália. Precisou administrar o medo de se afogar com a entrada de água pelo traqueostoma, que ainda estava aberto. A sonda nasal atrapalhava e as dores nos braços o impediam de colocar a mão nas costas e até mesmo nas pernas. Apesar do banho incompleto, sentiu-se satisfeito.

Fábio colocou creme dental na escova de dentes e notou que fazia semanas que não escovava os dentes – desde que a sua alimentação deixara de ser oral. Abriu um sorriso com os dentes travados. Não tinha tido coragem de olhar dentro da boca para averiguar o resultado da cirurgia. Ele estava decidido a escovar os dentes, mas o braço não o ajudou e ele não conseguiu realizar o movimento de vaivém da escova. A tentativa desencadeava uma dor insuportável.

Sua rotina estava alterada. Até o intestino estava adquirindo novos horários. Com dificuldade, sentou-se no vaso sanitário. Defecar no banheiro de casa era mais fácil do que no hospital. Puxou o papel higiênico do rolo e dobrou-o em várias partes. Somente naquele momento Fábio percebeu que seria incapaz de limpar-se, o que lhe desesperou. Jogou o papel higiênico no cesto de papéis e, com muita dificuldade, tirou a cueca samba-canção.

Voltou para o chuveiro e deixou que a água escorresse, fazendo a limpeza. Em seguida, enxugou-se vagarosamente, pegou um pijama limpo na gaveta e voltou para a cama.

Primeiro dia de tratamento fonoaudiológico

— MUITO BOM, FÁBIO. Agora tente sozinho — eu disse.
Fábio colocou a colher dentro do copo de iogurte. Aquele alimento pouco consistente e sem pedaços de fruta ou qualquer resíduo era ideal para o treino da deglutição.
Ele inclinou a cabeça na direção do peito, encheu a colher e levou-a até a boca, mantendo a posição da cabeça até sentir-se preparado para prosseguir. Inspirou, prendeu a respiração e delicadamente foi inclinando a cabeça para trás, conduzindo o alimento da boca para a garganta apenas com a força da gravidade.
Ana Maria acompanhava o treino incomodada. Como se fosse impossível conter-se, rasgou o silêncio e disse:
— Quando ele começa a comer comida?
Pensei que havia ficado claro que as chances de Fábio ingerir alimentos sólidos normalmente eram remotas. Antes mesmo que eu lhe respondesse, ela emendou um novo comentário:
— Sim, pois ele ainda tem os dentes, e são dentes naturais!
Interrompi o treinamento para orientá-los:
— É a língua que leva o alimento até os dentes para que ele seja mastigado. Após a mastigação, é a língua que recolhe o alimento triturado e, por fim, lança-o para trás, em direção à garganta.
— E como o Fábio vai fazer isso sem a língua?
— Nós treinaremos o uso de alguns utensílios que conseguem simular as funções da língua, pelo menos parcialmente.
— Que tipo de utensílio?
— Durante a refeição, além dos talheres convencionais, o Fábio poderá utilizar um palito japonês para posicionar o alimento sobre os dentes e depois reunir a comida no centro da boca para ser projetada para trás com o auxílio da gravidade e de algum alimento líquido.

— Palito japonês? Não deve ser fácil.

— Algumas pessoas utilizam essa técnica de modo praticamente imperceptível. Se o Fábio treinar e se adaptar, ele terá maior independência, pois reduzirá drasticamente as restrições alimentares e terá oportunidade de comer com os outros.

— O médico comentou algo sobre uma prótese. Existe prótese de língua?

— Na verdade, existe uma prótese para o céu da boca. Essa prótese tem a função de diminuir o espaço vazio entre o céu da boca e o soalho, espaço que ficou maior após a remoção da língua.

— Ele poderá retirar a sonda?

— Vou passar para vocês o treino da semana e uma solicitação que deverá ser entregue à nutricionista, para que ela modifique a dieta dele, introduzindo a alimentação oral restrita à consistência do iogurte. Por exemplo: sopas, mingaus e purês. Na próxima semana decidiremos sobre a sonda e iniciaremos os exercícios para a fala. Por favor, tragam uma fita cassete virgem para a gravação inicial.

Cinquenta dias depois

NO INÍCIO DO TRATAMENTO, os sons que Fábio emitia eram ininteligíveis, mas, com o passar das semanas e sua dedicação ao treino dos movimentos compensatórios, a fala foi ganhando clareza. O ex--segurança, no entanto, ainda não tinha coragem de falar socialmente. Sequer sentia-se preparado para pedir um pão na padaria, mas estava animado com o incentivo da família e da equipe do hospital.

Todas as sessões eram gravadas e compunham registros valiosos que comprovavam sua evolução. No entanto, cerca de dois meses após o início das sessões de treinamento de fala, algo quase mudou o rumo do seu tratamento.

Degluta

— Fábio, meu irmão pediu para você ir com ele até a concessionária. Você vai? — perguntou Ana Maria.

— Ou.

Durante o trajeto do ônibus, ele permaneceu sorridente e animado, porém calado. Sentia que, de boca fechada, era mais difícil que as pessoas percebessem suas limitações.

Na concessionária, no início da conversa, o vendedor se dirigia a Fábio a todo momento, mas ele apenas sorria discretamente. Só deixou transparecer sua limitação física no momento de cumprimentar o rapaz, por causa da dor no ombro. O vendedor percebeu que Fábio tinha algum problema e passou a dirigir-se apenas ao seu cunhado, ignorando-o. Se isso não bastasse, em certo momento desabafou:

— Puxa, você me fez lembrar do meu irmão. Eu sei como é duro ter um irmão deficiente!

Indignado, Fábio saiu da loja o mais rápido possível, morrendo de raiva. O cunhado tentou animá-lo, enfatizando a ignorância do vendedor, mas não adiantou: ele estava rendido, envergonhado e humilhado. O vendedor, em sua ignorância, não percebeu a dor que lhe havia causado. Não adiantava fonoaudióloga! Ninguém que não tivesse língua poderia ser capaz de comer e de falar sem se transformar em uma aberração para os desavisados. Ele era um deficiente!

A esposa não o desejava mais. Fábio percebia o incômodo que ela tentava disfarçar quando ele se aproximava. Ela não queria beijar uma boca sem língua. Ele próprio não poderia achar ruim, pois demorara para ter coragem de abrir a boca na frente do espelho. Também não tinha mais os braços fortes de que ela gostava. Ao contrário. Ele estava torto, fraco e esquisito.

O ex-segurança não podia conversar, não sabia como conduzir a vida. No que trabalharia? Como se reergueria? Não tinha forças, estava perdido. Estava com medo de que seu futuro já estivesse decidido e da impotência que essa situação gerava.

Em seu cotidiano, ele teria de aprender a lidar com pessoas que o julgariam sem conhecer sua história de luta e de conquistas. Estava decidido: nada de fonoaudióloga, nem de psicóloga. E nada de fisioterapeuta. Todos o estavam iludindo, transmitindo uma esperança de recomeço claramente inútil. Repetiam que os problemas chegavam como terremoto e que levava um tempo para conseguir reerguer-se e adaptar-se às mudanças. Ele precisava ficar sozinho.

Vinte dias depois: terapia é na padaria

— FÁBIO, PEÇA OITO PÃES, por favor — pediu-lhe com naturalidade Ana Maria.

— *Oipo pae* — pediu de pronto ao atendente.

Edgar, o dono da padaria, deixou o balcão do caixa para cumprimentá-lo:

— Fábio, quanto tempo, rapaz! Já está recuperando a fala, amigo!

Fábio ficou constrangido. Edgar notou seu constrangimento, mas não demonstrou nada. Voltou-se para o funcionário e disse:

— Pega oito pães fresquinhos pro Fábio lá dentro, e é pra já!

Edgar o havia compreendido. Ele queria oito pães. Então continuou:

— Fiquei feliz de ter ver assim. Você sempre foi um homem forte e vai vencer rapidamente esta fase. Ninguém passa ileso pe-

Degluta

lo que você tem passado, muito menos viria até a padaria pedir pão depois de tão pouco tempo de cirurgia!

— É... — respondeu Fábio.

Ana Maria não se intrometeu, apenas permaneceu ao seu lado.

— Você pode comer de tudo? — indagou o amigo.

— *Póuo*.

— Pode, sim! — reforçou Ana Maria.

— Venha no almoço que hoje eu vou servir aquele macarrão com frango que faz tempo que você não come. É por minha conta!

Fábio aceitou o convite com segurança. Na hora do almoço, andou sozinho até a padaria. No bolso levava apenas o par de palitinhos japoneses.

— E pra beber, Fábio?

— *Oa-oua*.

— Sai uma Coca gelada!

Fábio estava habilidoso com os *hashis*. Discreto, com a ajuda do palito e do refrigerante, ele conseguia deglutir o alimento sem manobras exageradas. Nos instantes vividos na padaria do Edgar, sentiu-se inteiro novamente.

Edgar, de longe, apenas observava e pensava: "Como pode aquele homem comer de tudo sem ter a língua?"

‿

Alguns meses depois, Fábio já estava trabalhando como *office-boy* em uma pequena empresa. Porém, sua fala jamais seria perfeita sem a língua, órgão responsável pela produção da maior parte dos sons. A perda do contato da língua com as outras estruturas da boca levou-o a produzir novos sons através de movimentos adaptativos e compensatórios.

O câncer de boca é um dos tumores mais frequentes e com a maior taxa de mortalidade do mundo. Entre os tumores de boca, o de língua é o mais comum. Todas as lesões de boca com duração superior a 15 dias devem ser consideradas suspeitas. O autoexame a cada seis meses é um cuidado importante, porém pouco divulgado.

Fábio recobrou os ânimos e retomou as sessões de fonoaudiologia, mas o fato é que o balcão da padaria do Edgar certamente teve maior efeito terapêutico.

6
ELISEU

*"Para chegar ao fim das coisas,
o primeiro passo é julgá-las possíveis."*
Luís XIV

UM GRITO ARDIDO, longo e vibrante precedeu a queda ao chão de taco de madeira. Foi assim que dona Josefa caiu e permaneceu desacordada por alguns minutos.

Tudo aconteceu muito rápido. Ela pretendia chamar o filho Eliseu para consertar o chuveiro, que, sem mais nem menos, parou de esquentar. Ainda de toalha e touca de banho, ela deixou o banheiro, resmungando por causa do azar e tremelicando de frio.

Dona Josefa entrou no quarto de Eliseu depois de bater insistentemente na porta. Nenhum som, nenhuma resposta.

— Eliseu, cê taí?

Silêncio.

— Eliseu, vai logo, eu tô com frio! O chuveiro pifou! Vou entrar!

Ao entrar no quarto, ela deparou com Eliseu em pé, a cabeça flexionada para trás e uma espada enfiada na garganta – da qual apenas o cabo estava à mostra.

Eliseu ouviu a mãe chamando-o, mas não podia interromper o treinamento. Havia muito tempo ele tentava aplicar uma técnica hindu milenar de relaxamento do esôfago para finalmente realizar seu maior sonho: ser um famoso engolidor de espadas em um grande circo europeu!

Com a espada no corpo, ele não se deu à irresponsabilidade de perder a concentração. Nunca antes havia se sentido pleno. Com a espada no corpo, ele compreendeu a sensação de poder e invulnerabilidade que dessa maneira conectava o homem aos deuses milhares de anos antes de Cristo.

Mesmo com a mãe estatelada no chão, manteve-se firme até remover inteiramente a espada da boca:

— Mãe, acorda! — disse ele, com suaves chacoalhadas.

Eliseu correu até a área de serviço e passou os olhos no material de limpeza: multiuso, soda cáustica, sapólio, álcool.

— Álcool: achei. Acho que funciona! — disse a si mesmo.

Tirou a camisa e embebeu-a no álcool. Voltou ao quarto e fez a mãe inalar o produto. Dona Josefa retomou a consciência aos poucos:

— Cê é doente da cabeça, Eliseu? Tanta coisa para alguém ser na vida e você cismou com isso! Um dia você vai entalar essa espada e vai morrer. Isso é truque de circo, seu tonto!

— Não é truque, mãe! Tanto é que acabei de fazer, e a senhora viu. E eu estou aqui, vivinho da silva!

— Sabe o que eu vou fazer? Vou arrancar toda essa bagulhada que você tem na parede do quarto. Essas fotos de circo e de truque de engolidor de espada estão lhe fazendo mal. Como você pode ser tão fraco da cabeça... E me dá essa espada, vai!

Eliseu não gostava de contrariar a mãe e preferiu entregar a espada.

Degluta

— Pegue a espada, mas não mexa nas minhas fotos. São verdadeiros tesouros, fotos raríssimas dos mestres na arte de engolir espadas.

Dona Josefa continuou:

— Olha, eu estou tão nervosa, tão nervosa, que eu só quero ver a sua cara na hora do jantar. Fique nesse quarto e não saia de jeito nenhum!

Eliseu não respondeu nada. Precisava fazer a lição de casa e percebeu que aquele seria o momento ideal para colocá-la em dia.

Na hora do jantar, seu tio, o irmão caçula de sua mãe, já estava na mesa aguardando-o para o comentário venenoso:

— Com esse cabelo vermelho, você se daria bem como engolidor de fogo, e não de espadas...

— Isso se chama pirofagia e é uma técnica muito mais simples do que engolir espadas, e...

— Coisa de otário. É truque — interrompeu o tio.

— É coisa séria! Exige prática e concentração. Qualquer deslize pode ser fatal. Teve um engolidor de espadas profissional que caiu do picadeiro durante a apresentação e perfurou o pulmão. Teve outro, um alemão, que, durante o *show*, tentou engolir um guarda-chuva automático. O dente dele bateu no botão e acionou o guarda-chuva, que, dentro do esôfago do sujeito, tentava abrir. É claro que ele morreu e...

— Então está comprovado que você é um idiota completo — interrompeu o tio, mais uma vez.

— Estou tentando provar que não é um truque. É uma técnica que tem os seus riscos, mas se benfeita...

Aí Anderson adotou uma postura curiosa:

— Então me conta: você realmente sabe fazer isso? Quando eu era criança, ficava encantado com os engolidores de espada no circo. Mas a gente cresce e todo mundo diz que é só um truque. Você pode me mostrar?

Como se estivesse com a espada nas mãos, Eliseu disse:

— Bom, primeiro a gente passa a língua por toda a extensão da espada. É performático... Depois é preciso realizar um movimento assim, de hiperextensão da coluna cervical. Então, a gente introduz a espada pela boca; ela passa pela faringe; a laringe está posicionada para a frente e a epiglote está aberta para permitir a passagem da espada para o esôfago. É preciso aprender a inibir o reflexo de vômito. Em seguida, basta um único, suave e delicado movimento com a espada para que ela penetre no esôfago até atingir a entrada do estômago.

— Meu Deus! Não entendi nada desse negócio de laringe, faringe, "eplialgumacoisa", mas parece bem perigoso. E continua sendo idiota!

— Mas não é todo mundo que pensa assim. Em 1869, engolidores de espada profissionais ajudaram o famoso dr. Kussmaul, de Freiburg, Alemanha, a desenvolver os primeiros aparelhos de endoscopia digestiva. Era algo como uma lâmpada de fogo e alguns espelhos, e não evoluiu muito até quase a metade do século XX.

— Você faz uma vez para eu ver? — pediu Anderson, cochichando.

— Ah, o que eu faço não é nada... Tem uns caras que engolem 16 espadas de uma só vez! Alguns conseguem rodar a espada dentro do corpo! Outros engolem espadas pesadas ou curvas, ou absurdamente longas! Enfim...

— Mas eu quero ver mesmo assim — insistiu seu tio.

— Então você vai ter que dar um jeito de pegar a espada no quarto da minha mãe.

Degluta

— Combinado! Hoje à noite você pode me esperar no seu quarto!

A noite passava rapidamente, mas Anderson não aparecia. Eliseu deixou seu quarto com passos sutis, procurando evitar o som característico nos tacos de madeira.

Onde estaria o tio Anderson, que não estava em seu quarto? Será que ele ficara preso no quarto de dona Josefa?

Sem nenhuma pista, Eliseu decidiu voltar para seu quarto e adormeceu sem que percebesse. Despertou assim que amanheceu. O tio ainda parecia estar dormindo. A irmã caçula, de 13 anos, também não tinha levantado. Aproximou-se do corredor dos quartos silenciosamente e flagrou uma cena esquisita: sua irmã deixou o quarto do tio às pressas e seguiu em direção ao banheiro.

Ele não disse nada durante uma semana e não voltou a conversar com Anderson sobre o plano de recuperar a espada ou sobre qualquer outro assunto. Estava cismado, não queria conversa com ele! Toda manhã via sua irmã deixando o quarto dele, mas certo dia o sangue subiu e travou seu peito.

"Desgraçado, vagabundo!", pensou. "Por que ela não conta pra mãe que ele abusa dela? O que eu faço? Será que devo contar? Como ele pôde fazer alguma coisa com a minha irmã? Ele só pode estar abusando dela!"

Eliseu permaneceu pensativo por algumas horas. Aquela era a manhã de seu aniversário e a mãe e as irmãs mais velhas acordariam cedo para preparar a comilança. Como previsto, elas deixaram a casa e foram para o mercado:

— Eliseu, nós vamos até a mercearia. Não mexa em nada na cozinha! — avisou dona Josefa.

A mãe interrompeu seus pensamentos, mas a saída parecia providencial. Poderia ser a oportunidade que ele estava esperando. Então, notou que a irmã caçula esperou que a mãe batesse a porta para então deixar o quarto do tio aos prantos. Eliseu ficou atento ao momento em que Anderson deixou o quarto e entrou no banheiro. Sua cabeça parecia querer explodir. Por impulso, decidiu que faria alguma coisa.

Depois de tomar banho, Anderson tomou um gole de café, acendeu um cigarro, ligou o rádio da sala e se esparramou no sofá.

"Vagabundo, desgraçado! Tem a vida mansa e ainda fatura minha irmã toda noite! E ninguém vê!", pensou Eliseu.

"Mas você vê", disse uma voz em sua cabeça. "E não faz nada, nadinha."

"Vou enfiar a espada no pescoço dele! Ele não queria ver como era? Pena que ele não tem técnica...", ironizou para si mesmo.

"Será que não é muito cedo para ser tão drástico? Talvez você devesse esperar mais alguns dias, algumas semanas..." dizia-lhe a voz que o confundia.

"Mas não basta uma vez para se tornar um vagabundo desgraçado? Vou contar pra todo mundo! Quero que ele seja linchado!"

Então Eliseu foi até o quarto da mãe e encontrou a espada. Começou a imaginar o tio cochichando no ouvido da irmã na cama improvisada. Ouviu até o som da respiração quente no pescoço dela. Seu coração batia desesperado. Nada mais importava.

Anderson, deitado no sofá, sozinho e alheio ao que lhe cercava, estava com o destino nas mãos de Eliseu, que suava no corpo todo. A espada escorregava em sua mão oleosa. Estava tudo perfeito: o tio tinha o peito aberto e estava indefeso, enquanto ele estava posicionado para enfiar a espada com um golpe certeiro. Não podia perder o momento de consagrar o ato. Aquela era a hora. Não dava para esperar mais! Tinha de ser antes de a sua irmã sair do quarto.

Degluta

"Faço o quê depois? Fujo? Conto por que matei o safado? Não quero mais pensar em nada! Não dá tempo! É agora!"
Mas nada fez. Não conseguiu, pois não era assassino. Teve medo. Era covarde!
"A porta!"
A mãe e as irmãs voltavam do mercado. Quando se deu conta de que ainda estava com a espada nas mãos, Eliseu desesperou-se:
"A minha mãe vai me matar!"
Acelerou o passo para devolver a espada ao quarto de dona Josefa. Precisava se conter, pois seu coração batia apressadamente.
— Mãe, vou dar uma volta! — avisou.
— Vai mesmo, Eliseu! Nós vamos preparar uma surpresa!
Eliseu deixou a sala, simulando curiosidade e satisfação.
— Só volto à noite... — disse baixinho.
A noite chegou e Eliseu voltou para casa, demonstrando alegria pelo seu aniversário. A mãe havia trabalhado durante toda a tarde na preparação de doces e salgados para tornar o momento especial e para receber parentes e amigos.
O rapazote pensou que aquele não era um bom momento para uma revelação bombástica. Ao abrir a porta da sala, foi surpreendido por inúmeros amigos, que cantavam "Parabéns a você".
Entre aplausos e assobios, Anderson exclamou:
— Faz um pedido, Eliseu!
Em pensamento, ele disse:
"Deus, não sou assassino! Tira a vida desse homem! Ele desgraçou a minha irmã. Eu confio no Senhor!"
Em seguida cortou o bolo.
Domingo de manhã era dia de futebol, a final do campeonato da região. Toda a família foi prestigiar o primeiro goleiro do time principal do bairro: Anderson.

Eliseu não queria estar ali, mas não gostava de desagradar a mãe. Além disso, seria necessário muito esforço para justificar sua ausência, pois a mãe não era uma pessoa fácil de convencer. Na arquibancada, a irmã mais nova vibrava com cada defesa do goleirão. Ele não compreendia seu comportamento, seu olhar vidrado e a maneira como ela segurava o casaco do tio. Deu de ombros e voltou a prestar atenção no jogo.

No início do segundo tempo, torcedores e atletas foram surpreendidos por uma forte tempestade, mas nem o vento e a trombad'água foram suficientes para cancelar o jogo. O time adversário mantinha a velocidade no contra-ataque e seus jogadores posicionados. Anderson tomou posição no gol, fechou o ângulo do artilheiro e subiu para defender a bolada que aos olhos dos torcedores parecia um gol certo. A torcida vibrou com o reflexo e com a elasticidade do goleiro, que partia para realizar uma defesa impossível.

No entanto, o improvável aconteceu. No momento do salto triunfal para a defesa, um raio iluminou o gramado e fulminou Anderson instantaneamente. Ele caiu queimado e eletrocutado, morto e sem nenhuma chance de ser socorrido.

Diante da cena, Eliseu imediatamente sentiu-se aliviado. O alívio, no entanto, foi substituído pela surpresa, que por sua vez deu espaço à culpa. Os gritos apavorados da torcida se calaram dentro de sua cabeça. Ele não podia acreditar na força de seu pedido a Deus. Era sabido que seria mais fácil ganhar na loteria do que ser atingido por um raio. Logo, só poderia ser obra divina! Por outro lado, Deus certamente não atenderia seu pedido se o tio não merecesse esse fim! Afinal, Deus era justo!

Mas sua irmã caçula tirou-o do transe com um grito doído que ecoou por todo o campo, enquanto ela descia as arquibancadas aos prantos, precisando ser impedida:

Degluta

— Nãããããããããooooo!! Não!!! Meu Deus, por quê? Por que ele? Eu amo tanto o Anderson! Ele era o homem da minha vida! Será que sou assim tão má que não merecia amar e ser amada? Não leva ele embora, faz ele acordar!

Eliseu não entendeu nada. Ou melhor, começou a entender tudo. Não podia acreditar que a irmã estivesse vivendo um romance escondido! Se soubesse que ela o amava, não teria interferido! Ele havia encomendado aquela morte! Era um assassino covarde!

Trovões e trombas-d'água pareciam confirmar sua teoria. Ele era um assassino! Correu para casa sem olhar para trás. Avistou o sofá da sala, onde quase havia concretizado o crime. Entrou na cozinha e ouviu a voz de Anderson dizendo-lhe: "Faz um pedido, Eliseu!" Desesperado, correu para a área de serviço e avistou o frasco de soda cáustica disponível, pronto para ser ingerido. Sua mente se esvaziou. Nada mais importava. Eliseu virou o frasco na goela. O líquido desceu queimando a boca, a garganta e o esôfago. Rapidamente sentiu-se mal. O líquido retornava do estômago à boca, queimando por dentro. Tossiu intensamente e por várias vezes pensou que vomitaria. A dor foi imediata e intensa. A saliva, que não conseguia mais deglutir, passou a escorrer pelos cantos da boca. Enquanto sentia a queimação, seus ouvidos taparam-se e ele deixou-se levar pela sensação de dor. Seu coração batia rápido. Ele sabia que em poucos instantes tudo estaria acabado e que finalmente ficaria bem.

Hospital psiquiátrico

DE FATO TUDO ACABOU BEM, mas não exatamente como Eliseu pretendia. A ingestão de soda cáustica não foi o passaporte para a morte. Ele poderia ter morrido devido à hipotensão arterial, ou a uma obstrução das vias áreas, ou até pela perfuração do esôfago após tanta tosse, mas nada disso aconteceu. Ele não se recordava do longo período em que ficara jogado no chão da sala de sua casa, à espera do fim, nem do momento em que fora socorrido pelos familiares. Por mais que se esforçasse, lembrava-se apenas do momento em que abriu os olhos em um quarto estranho.

Com o passar do tempo, o lugar estranho tornou-se familiar e Eliseu passou a fazer parte daquela paisagem. Duas vezes por semana, por um período de três horas, ele recebia a visita da mãe e da irmã mais velha.

Dona Josefa segurava as mãos do filho e apertava-as contra as suas, assim permanecendo durante as horas em que desfrutavam da companhia um do outro. Eram frequentes os longos espaços vazios, em que apenas o som entediante dos passos arrastados e do vento machucando as folhas dos ipês podia ser ouvido.

Assim passavam o tempo de visita, com as mãos anunciando a existência do laço que os unia, mas com o olhar e o coração separados por distâncias que iam muito além da internação.

— Filho, por que você fez isso com você?

A soda cáustica havia queimado sua garganta, que ardia e repuxava. Ele não conseguia dizer uma palavra sequer.

"Ninguém realmente são está livre de tentar se matar...", pensou ele.

— Filho, veja onde você está... Todos pensam que você está louco, eu sei que a perda do seu amado tio Anderson foi demais para o seu coração, mas você vai conseguir superar essa perda, tenho certeza! É preciso ser forte! Meu Deus...

"Deus é inocente...", pensou ele.

Degluta

— Você quase me deixou, tão jovem...
"De algo todos vamos morrer... Estamos morrendo agora. A diferença é que isso é evidente no meu corpo", pensou Eliseu.
A visita da mãe sempre o fazia refletir. Após a despedida, permanecia solitário em seu quarto, perdido em pensamentos. Eliseu pouco se preocupava com sua lenta recuperação.
"Se há algo capaz de trazer algum sentido à vida é a certeza da morte", pensava.
Certo dia, Eliseu levantou-se da cama e foi ao banheiro. Aquela foi a primeira manhã em que ele acordou sem dor de garganta. Durante um mês o rapaz não arriscou uma só palavra. Sentia a garganta latejar e repuxar, como se as cordas vocais pudessem se romper. Participava das oficinas artísticas, criando apetrechos circenses como baralhos mágicos e caixas surpresa de palhaços. Preso em seu mundo e alheio a todos que o cercavam, sequer notava o interesse que despertava nas internas com seu comportamento misterioso e estranho.
De frente para o espelho, Eliseu ajeitou os cabelos ruivos espigados e sem corte para trás e fixou o olhar esbugalhado em si próprio. Nervosamente ameaçou uma palavra, articulando os lábios, porém sem sucesso. Convicto de que aquele era o seu momento, encheu-se de coragem e vocalizou:
— Meu...
Imediatamente arregalou os olhos, que pareciam saltar da face, e levou as duas mãos à boca, apertando-a com toda a força. Mesmo amedrontado, Eliseu não desviou o olhar do próprio reflexo. De quem era aquela voz tão fina, um tanto infantil e afeminada, ardida e áspera? Estaria possuído? Teria ele incorporado algum espírito zombeteiro que habitava os corredores esquecidos do hospício?

— Meu...

Novamente o mesmo som. Que voz seria aquela que habitava seu corpo e não lhe pertencia? O que significava aquela voz ridícula?

Com o coração acelerado, em busca da concentração que havia treinado para se tornar um famoso engolidor de espadas em um circo europeu, o rapaz tomou fôlego, apoiou firmemente as mãos na pia e aproximou o rosto do espelho:

— Meu nome é Eliseu!

O som de sua voz absurda e ridícula fez que ele debochasse de si mesmo. Devia ter saído de algum desenho animado, mais precisamente de um personagem de participação esdrúxula. Não conseguiu evitar as lágrimas. Não suportou ouvir-se e caiu na gargalhada. Experimentou a flexibilidade da voz. Tudo estava diferente! Havia uma severa restrição de tons em um som arranhado e incômodo aos ouvidos, mas era inegavelmente engraçado. O que ele poderia fazer?

Então Eliseu mudou de expressão, como se acabasse de ter uma ideia. Bagunçou os cabelos, chacoalhando a cabeça para os lados e depois para a frente e para trás. Ajeitou alguns fios com os dedos, penteando-os para cima. Estava começando a compreender... Havia morrido para dar lugar a outro! Poderia se tornar um grande palhaço num circo europeu e arrancar gargalhadas de plateias formadas por pessoas de toda parte do mundo! Ainda assim ele seria feliz!

— Respeitável público! *RRRRespeitável pãblico*!

A mãe apontou no portão de entrada e com o olhar Eliseu acompanhou-a até as mesas da área externa de lazer. Ela trazia uma embalagem familiar: sua caixa de fotos e recortes de circo e de engolidores de espada. Ficou emocionado. Abraçou forte-

Degluta

mente a mãe e depois a caixa. Sentiu seu cheiro e seu toque, para então abri-la com o cuidado esperado de alguém que acabou de encontrar um frágil tesouro. Reviu as fotos e sorriu. Estava tudo lá dentro!

Sem dizer uma palavra, ouviu atentamente a mãe contar sobre a família e a vizinhança. Não havia muitas novidades. Tampouco ele se interessava por aqueles assuntos, mas a presença de sua mãe o confortava.

A aula de artes da semana seguinte era uma pintura com tinta guache. Eliseu esboçou ursos que andavam em bicicletas, um leão na jaula e uma plateia alegre. Por um segundo ele se viu fazendo parte da tela.

"Serei o Palhaço Eliseu!", pensou, e tornou esse o seu objetivo.

No impulso, passou os dedos indicador e médio no pote de tinta vermelha e fez com eles movimentos circulares sobre o nariz. Virou-se para a janela de vidro, que clareava o ambiente e dava vista para o jardim, para aproveitar o reflexo da imagem e pintar sobrancelhas arqueadas, bochechas rosadas e uma boca exagerada.

— Senhoras e senhores!

A voz engraçada chamou a atenção dos internos e da terapeuta. Todos silenciosamente voltaram a atenção para o palhaço, surpresos com seu comportamento.

— Sou o Palhaço Eliseu! Vai começar o maior espetáculo da Terra! E aqui está a caixa surpresa!

O velho Maurício, em sua cadeira de rodas, gritou:

— Plágio hollywoodiano!

— Tá bom, tá bom... Vai começar o maior espetáculo... do planeta! — emendou Eliseu.

Alguns internos rapidamente entraram na brincadeira e vibraram entre aplausos frenéticos:
— ÊÊÊÊÊÊÊÊÊÊÊ!
— Pão e circo, pão e circo! — gritava o velho Maurício.
— Muito obrigado, muito obrigado... Eu, o Palhaço Eliseu, desafio qualquer um da plateia com um dos meus exclusivos baralhos mágicos. Não pestanejarei um só segundo para adivinhar a carta escolhida por um de vocês! Duvidam?
— Quero participar! — antecipou-se Talita, com o olhar admirado e apaixonado, cujo brilho chegava a transpassá-lo. Puxou uma carta, levou-a contra o peito e pensou: "Acerte, por favor!"
— Oito de copas! — disse Eliseu sem suspense, de bate-pronto.
— Oh!
Aplausos, muitos aplausos. Talita não disfarçava a admiração e aplaudia com vigor. Eliseu realizou mais três números de circo e despediu-se, deixando a sala de terapia. De volta ao banheiro, jogou água no rosto e enxugou-se com bastante papel higiênico.
"Sou um sucesso! Precisei morrer para deixar de existir e passar a viver!", pensou.
No dia seguinte, logo cedo, Eliseu foi abordado por um grupo de internos liderados por Talita:
— Eliseu! Espere um instante! Você tem outros truques?
— Sou cheio de truques — esnobou ele, enquanto caminhava.
O velho Maurício, de sua cadeira de rodas, exclamou:
— Ora, não precisa falar como um palhaço o tempo todo.
Eliseu interrompeu as passadas para responder:
— Mas eu SOU um palhaço!
— Eliseu! Eliseu! Espere! Por que você não faz um espetáculo para nós hoje à noite? — insistiu Talita.

— Não, não dá, não estou preparado...
— Ah, vai ser divertido! É uma ideia de todos — interrompeu Talita.
— É isso aí — intrometeu-se o velho Maurício.

Eliseu imitava os internos com maestria, mas o número mais esperado era a imitação dos enfermeiros:

— Bem, o paciente do leito 23 precisa de cuidados... Ingeriu soda cáustica e fritou por dentro... Agora não vai falar nem comer... Isso que dá! Gente fraca das ideias é que tenta se matar! A gente aqui trabalhando duro para salvar vidas e uns e outros querendo dar cabo de si. Bem, mas é a vida! Fazer o quê? Vamos cuidar da sonda!

— Aêêêêê! — e muitos aplausos.

Eliseu simulava os cuidados com a sonda de alimentação, imitando uma enfermeira que agia com brutalidade, inexperiência e nervosismo:

— Ai, gente, preciso treinar mais! Sou inexperiente! Vou tirar a sonda para colocar de novo! Será que ficou bom, gente? Ai... Vou tentar só mais uma vez... Ai... Oh, não! O paciente do leito 23 se cagou todinho! Ai, meu Deus, meu Deus do céu! Que farei primeiro? Coloco a sonda ou limpo a merda? Nossa, que cheiro! Vou rezar muito esta noite pela alma dele, pois o corpo já apodreceu! Por que escolhi esta profissão? Lidar com a podridão humana...

As enfermeiras se enfezaram e foram conversar com a enfermeira-chefe:

— Os internos estão ridicularizando nosso trabalho. Não nos respeitam nem nos valorizam. Cuidamos deles e o que recebemos em troca?

— Deixem que se divirtam. Desde os tempos antigos é assim. Se os governantes admitiam que o povo os ridicularizasse, quem somos nós para impedi-los?

— Como assim? — perguntaram em coro as novatas.

— Quanto mais se divertem, menos problemas nos causarão. A diversão os acalma. É um santo remédio, uma anestesia para o corpo e para a mente.

— Tem certeza?

— Deixem eles em paz. Eles não deixam de ter razão.

Os internos caíram na gargalhada. Eliseu fazia mágicas, estripulias e contava piadas. Gostava de cantar músicas conhecidas e de ser acompanhado por todos. Seu microfone havia sido confeccionado com a sucata disponível na oficina de artes. Ele dava o tom da música e passava o microfone entre os internos, que deveriam assumir o vocal. Enquanto isso, alguns faziam o coro. Todos se divertiam até ficar cansados. Talita era quem mais vibrava com as fantásticas histórias de Eliseu:

— Era uma vez, há *muiiiiiiito* tempo, um palhaço que queria ser engolidor de espadas. Ele treinou muito até que conseguiu realizar o feito, mas sua mãe, uma mulher sem coração, não deixou que ele prosseguisse com seu sonho. Então ele fugiu de casa e encontrou o capitão Don Leslie, um famoso engolidor de espadas que havia sido iniciado aos 16 anos, assim como ele. Com o capitão Don Leslie ele correu o mundo, conheceu a Europa, a Ásia e a América e foi muito feliz por toda a vida...

— Eliseu, você é tão fantástico! É um grande artista!

— Chegamos ao fim do espetáculo desta noite! Obrigado!

Entre aplausos, Talita manteve-se próxima e continuou:

— Eu gostaria de ser sua assistente! Quem sabe um dia a gente vai embora e conhece o mundo, igual à história do palhaço engolidor de espadas?

Era sua oportunidade de ficar mais próxima do amado. Eliseu não demorou a concordar.

Degluta

Em uma noite estrelada, o velho Maurício passou mal e precisou de atendimento médico de emergência. Não havia ambiente para o espetáculo. Eliseu aproveitou a folga, deixou o quarto e sentou-se nos bancos de concreto da área externa de lazer. Lá ele permaneceu sentado e solitário, relembrando o cheiro do café com leite e o som dos passos nos tacos de madeira da sua casa.

Talita observava-o a distância, esperando o melhor momento para se aproximar. Então, viu Eliseu cabisbaixo, após longos minutos de contemplação da lua. Ao aproximar-se, perguntou:

— Posso ficar aqui?

Eliseu concordou com a cabeça.

— Quer dividir comigo seus pensamentos?

Eliseu hesitou por alguns instantes e, após um suspiro, disse:

— Gostaria de fazer meus espetáculos para outras plateias.

Talita engoliu seco:

— Não gosta mais daqui? De nós?

— Não é isso... — respondeu evasivo.

— A Europa é muito longe! Além disso, é preciso dinheiro, e você não tem, e não sei como você poderia fazer... — tentou argumentar Talita.

— Mudei de ideia — disse ele de repente.

— Como assim?

— Não quero mais trabalhar num grande circo europeu. Se ao menos eu pudesse engolir espadas, certamente seria uma das atrações mais importantes do circo, talvez a atração mais esperada. Estive observando: os palhaços desses circos servem apenas para tapar os buracos entre os números principais e realizam suas performances durante os intervalos, quando todos estão no banheiro ou comprando pipoca. Eu queria ser a atração principal do espetáculo.

Patrícia Amaral

Talita permaneceu pensativa:

— Mas você continuará precisando de uma assistente!

Eliseu sorriu. Quando se deu conta, estavam tão próximos que os cílios dela faziam cócegas em seus olhos e os seus lábios já estavam encostados nos lábios dela. Da janela de vidro os internos acompanhavam o desfecho – ou o começo? – daquela história de amor.

Talita demorou a pegar no sono. Deixou a mente livre para reproduzir inúmeras vezes o momento do primeiro beijo. Eliseu, em seu quarto, também estava eufórico e ansioso com a ideia de ir embora do hospício. Pensaria por partes: primeiro em como sair de lá; depois, em como sobreviver nas ruas.

Na manhã seguinte, o velho Maurício já estava de volta. Eliseu foi falar com o amigo, bastante preocupado:

— Estou bem, Eliseu...

— Ah...

O velho Maurício espremeu os olhos como quem suga a alma:

— Eu não saberia viver lá fora de novo...

— Como você sabe o que penso? — surpreendeu-se Eliseu.

— Ahá! — sorriu o velho.

— Não vejo tanta diferença entre o mundo lá de fora e o mundo daqui de dentro...

— Aqui estamos protegidos. Lá fora há o caos.

— Não quer ser livre novamente?

— Sempre seremos prisioneiros em qualquer mundo em que vivermos. E depois... Não nos querem lá fora.

Eliseu lançou ao velho um olhar carinhoso, mas nada disse. Enquanto caminhava para a sala de televisão, foi abordado pela enfermeira Joana:

— A doutora vai falar com você.

Degluta

— Será que vou embora? Meu Deus, o que poderia ser, além disso? A minha mãe morreu? Não, não... Mas e se eu sair daqui hoje? Para onde eu iria? E a Talita? Seria sobre os meus espetáculos? Um novo tratamento, talvez? Será que eu poderei voltar a comer pela boca um dia? Tirar essa sonda da minha barriga? Ah, mas se for um tratamento para a minha voz, esquece. O Eliseu Engolidor de Espadas morreu e agora eu sou o Palhaço Eliseu, apenas, palhaço... E essa é a minha verdadeira voz.

Sua mente fervilhava. Enquanto caminhava, estava sendo aguardado.

— Eliseu, a equipe médica está providenciando sua alta hospitalar. Você ainda será submetido a muitos tratamentos com diversos especialistas, mas poderá ficar em casa, com sua família. Entramos em contato com sua mãe, para que alguém possa vir buscá-lo.

Eliseu conteve a euforia:

— Quando?

— O tempo necessário para prepararmos o relatório, os encaminhamentos, falarmos com a sua família... Não se preocupe.

Eliseu foi tomado de esperança. Ele estava ansioso para contar à Talita, mas não sabia como ela reagiria. Saiu à sua procura. Ela também havia sido convocada à sala de terapia.

— Será que ela também sairá deste hospício? Seria perfeito! Ela é uma excelente assistente...

— Eliseu, Eliseu! Precisamos conversar! Tudo vai mudar!

— Calma, Talita, talvez seja algo bom! — disse-lhe calmamente Eliseu.

Talita começou a chorar. Deu-lhe um forte e longo abraço e desabafou:

— Não quero ir embora! Não sem você! O mundo lá fora não terá sentido sem você! Os meus pais estarão aqui em breve!

Eliseu estava motivado:

— Acalme-se! Tenho uma boa notícia: eu também irei! Poderemos fazer nossos espetáculos!

— Jura?

— Juro!

Durante três dias eles elaboraram os mais fantásticos espetáculos da face da Terra, até que, em uma manhã, inexplicavelmente, Talita desapareceu. Eliseu não quis demonstrar preocupação. O velho Maurício se aproximou e disse:

— Acho que ela foi embora hoje.

— Sem se despedir? Os nossos espetáculos não estavam prontos ainda! Tínhamos muito trabalho pela frente!

— Será fácil para você encontrá-la lá fora.

No início, Eliseu deixou transparecer seu inconformismo e até acreditou que a amava. Com o passar dos dias, seu coração foi abrandando e superou a crise de abstinência. Não sentia mais falta da moça como antes. Não sentia nada!

De volta à casa, seu quarto havia recebido uma demão de tinta branca. Não parecia familiar. A área de serviço, a gaveta de talheres e o armário do banheiro estavam fechados a chave.

Quando solitário, no quarto escuro, lembrava-se dos espetáculos durante os quais seu rosto se iluminava com tamanha intensidade que ele era capaz de encobrir a luz do sol e clarear a noite sem lua. Quando se recordava de Talita, lembrava-se do seu abraço apertado e das lágrimas que ela chorara da última vez em que se encontraram.

Degluta

Enfermaria do 9º andar do Instituto Central, Serviço do Esôfago, 15 anos depois

EU NÃO PUDE PREVER que aquele seria o dia mais alegre no hospital durante os anos em que diariamente exerci minhas atividades. Como de rotina, deixei o material no armário e fui para o posto da enfermagem atualizar minhas anotações. "Eliseu, 33 anos. 38º pós-operatório. Profissão: palhaço de bufê infantil. Diagnóstico: estenose cáustica [...] Tentativa de suicídio. Submetido a faringocoloplastia há 14 anos [...] Tratado com dilatação forçada da cárdia [...] Internado para reparação da anastomose da faringocoloplastia [...] Evoluiu com paralisia de corda vocal esquerda."

Tentativas de suicídio devido à ingestão de soda cáustica são frequentes em nosso país, embora os dados referidos na literatura científica sejam imprecisos.

Em alguns países, a comercialização de soda cáustica é proibida, medida que não tem impedido que pessoas tentem se matar ingerindo outras substâncias cáusticas livremente comercializadas, como desinfetantes de banheiro, vinagre e detergente.

No caso de Eliseu, as lesões laríngeas geraram um quadro de dispneia que só foi corrigido com uma entubação orotraqueal de emergência, o que, por sua vez, lesou a corda vocal esquerda. Todas as lesões laríngeas e os mecanismos compensatórios que ele desenvolveu resultaram em sua voz áspera, aguda e soprosa.

As lesões esofágicas levaram ao desenvolvimento de um tecido endurecido e ao estreitamento do órgão de maneira tão severa que os alimentos, inclusive os líquidos, moviam-se vagarosamente para o estômago através de uma passagem tão estreita quanto um dedo mínimo.

Patrícia Amaral

Para que pudesse voltar a alimentar-se, Eliseu foi submetido a uma cirurgia para a remoção do esôfago estenosado. O trânsito alimentar foi reconstituído utilizando-se uma porção do intestino grosso, parte que foi costurada à sua garganta.

Minha maior dificuldade em atender Eliseu devia-se a seu mau hálito. Resíduos alimentares apodrecidos permaneciam sobre a anastomose e por todo o tubo que reconstituiu o esôfago perdido. Aquele odor característico se misturava com o cheiro de comida e de iodo do ambiente. No início, a combinação de odores afetava meus sentidos. Com o tempo, deixei de dar importância.

Na verdade, uma das grandes causas do mau hálito de muitos pacientes era a falta de higiene oral. Eles simplesmente não escovavam os dentes.

"Só porque não podem comer acham que não precisam escovar os dentes", eu pensava.

Não tardou para que eu descobrisse que muitos deles também não escovavam os dentes mesmo quando podiam comer pela boca. Dados do Ministério da Saúde revelam que cerca de 40% da população do país, ou seja, quase a metade dos brasileiros, não tem acesso à escova e à pasta de dentes, em geral por falta de condições financeiras para comprar tais itens de higiene.

No entanto, era surpreendente a capacidade de Eliseu de dominar a fisiologia de músculos que a ciência comprovou ser involuntários. Engolidores de espadas e de outros objetos contrariam na prática essa afirmação, demonstrando ser capazes de controlar reflexos e atuar sobre a ação de músculos dois quais – supostamente – não temos controle consciente. Com um treino específico, essas pessoas são capazes de engolir facas, espadas, guarda-chuvas e outros objetos bizarros.

Degluta

De repente, uma voz ecoou por todo o corredor da enfermaria do 9º andar:

— Quer ver só se é a *fonosdiósloga* Patrícia? *Ô, loco, meu!* É a *fonosdiósloga* Patrícia! *Ó só! Ô, loco, meu!*

Definitivamente, o Hospital das Clínicas não tinha enfermarias silenciosas. Profissionais das mais diversas áreas transitavam entre os setores e interagiam, trocando informações. Pacientes a todo momento eram deslocados para a realização de procedimentos médicos e exames, ao mesmo tempo que alguns se preparavam para a alta médica e outros chegavam de maca encaminhados do pronto-socorro.

Entre todos os ruídos que povoavam o ambiente, destacava-se a voz de Antônio, 36 anos, obeso, portador de síndrome de Down e cego de nascimento. Sujeito animado e falante, gostava de adivinhar as características físicas das pessoas que se aproximavam e de imitar a voz de artistas famosos da televisão. Seu favorito era o apresentador de televisão Fausto Silva. Ele imitava as expressões de linguagem, as piadas e o vozeirão.

A noite anterior havia sido bastante conturbada para sua irmã Helena. Durante todo o dia, Antônio ficava sozinho em casa, enquanto Helena saía para trabalhar. Ele permanecia sentado em frente à televisão durante horas seguidas, levantando-se apenas para "atacar" a geladeira e ir ao banheiro. A cegueira não o impedia de circular livremente pela casa, nem de vibrar com os programas televisivos.

No entanto, Helena não queria que ele se aproximasse do fogão. Por isso uma vizinha ia à casa dos irmãos diariamente para esquentar o almoço de Antônio.

Naquela noite, Helena chegou em casa mais tarde. Ao abrir a porta, o irmão começou a esbravejar:

— Tô com fome, Helena! Ô, *loco, meu*! Até que enfim! Pela madrugada... Pelo amor dos meus filhinhos...

Helena deixou o banho para mais tarde e se apressou na cozinha. Preparou um grande prato com arroz, feijão, purê de batata e salsicha com molho.

— Antônio, já avisei para comer devagar!

— Ô, *loco, meu*, a minha barriga está vazia de verdade!

— Que vazia, o quê! A geladeira é que ficou vazia... Você vem de cinco em cinco minutos pegar alguma coisa... Olha esse seu barrigão!

— Ô, *loco, meu! Calaro* que comi! Você não tem relógio, mas a minha barriguinha tem!

— Barriguinha... Essa é boa — ironizou a irmã.

— Helena, psiu! Vai começar a novela!

— Tá bom, vou tomar meu banho.

Pouco mais de quinze minutos depois, Antônio sentiu um mal-estar súbito e começou a gritar:

— Ai, ai, ai! Ai, ai, ai! Helena, Helena, socorro! O meu peito está queimando e vai explodir!

Helena deixou o banheiro correndo e debruçou-se sobre o irmão:

— Ai meu Deus! Você está tendo um ataque cardíaco! Vou chamar a ambulância e a dona Danúbia! Não, vou chamar o seu Francisco! Ele leva a gente de carro!

— Ai, ai, ai! Eu vou morrer! O meu coração está apertando!

Antônio alternava os lamentos com arrotos altos e fortes. Depois de arrotar, queixava-se do aumento da queimação no peito.

Antônio deu entrada no pronto-socorro com intensa dor no peito, mas não havia sido a primeira vez. Depois de descartada a origem cardiológica, dentre uma série de avaliações para se obter um diagnóstico diferencial, Antônio foi encaminhado à en-

Degluta

fermaria do Serviço do Esôfago para realizar a pHmetria de 24 horas e a manometria esofágica, exames importantes para confirmar ou rejeitar a hipótese de dor torácica não cardíaca e o diagnóstico de doença do refluxo gastroesofágico como causa.

Em seu quarto ficavam apenas duas camas, a sua e a de Eliseu.

— É ela, sim, Helena! É a *fonosdiósloga* Patrícia! *Ô, loco, meu!* Já voltou? Quer ver se é ela? *Fonosdiósloga* Patrícia! *Ô, loco, meu!* É o Antônio! O Antônio está chamando! *Ô, loco!*

Precisei atrasar a leitura dos prontuários para atender o chamado de Antônio. Os enfermeiros passavam por mim sorrindo e balançando a cabeça. Antônio estava há menos de três horas na enfermaria e já tinha revolucionado o ambiente.

— Fala, Antônio! — eu disse.

— A Helena não acreditou que era você. *Ô, loco, meu!* Eu disse pra ela! Não sei por que ela não acredita. Eu nunca erro... *Ô, loco!*

— Fiquei sabendo que você acerta todas.

— A Helena contou que estou fazendo um exame muito sério? Eu nunca fiz um exame tão demorado... Vou ficar 24 horas fazendo o exame! *Ô, loco!* Também, eu quase morri desta vez. O meu coração doía, doía. Ele quase queimou dentro do peito. Quase morri, não foi, Helena? *Ô, loco...* Ainda bem que eu sou forte pra caramba!

— Sossega, Antônio, que vergonha... O Eliseu é um rapaz bem paciente e educado. Antônio não parou de falar um minuto. Não dá paz pra ninguém na sala de televisão. Não sei o que farei com ele aqui, atrapalhando os outros pacientes... Viu, Antônio? Presta atenção: os pacientes precisam des-can-sar. Precisam de si-lên-cio — argumentou Helena.

Embora Eliseu ainda não estivesse liberado para darmos início ao tratamento fonoaudiológico, fui requisitada para a realização de um teste simples.

Após uma cirurgia de porte, todo paciente inicia a reintrodução alimentar com alimentos de consistência que pouco exige da área operada, no caso, alimentos líquidos. Devido à paralisia de corda vocal, Eliseu engasgava frequentemente durante a administração da dieta, dificultando a avaliação médica e retardando sua alta hospitalar. O objetivo de minha intervenção era treinar uma manobra postural e técnicas de proteção das vias áreas que viabilizassem uma deglutição segura. Assim a equipe médica poderia avaliar a eficácia do procedimento de reconstrução do trânsito esofágico:

— Eliseu, mais uma vez: pega o ar, segura, segura e solta. De novo: inspira, prende um, dois e solta. Inspira, prende um, dois e solta. Agora vai ficar mais difícil: inspira, prende, engole e solta.

Enquanto Eliseu realizava o treinamento, Antônio assumia uma postura respeitosa. Sentado na cadeira dos acompanhantes, braços descansados na poltrona, parecia hipnotizado pelo ritmo repetitivo das minhas palavras. De vez em quando, Antônio murmurava:

— Isso, Eliseu, isso!

— Para, Antônio, pelo amor do Pai! — insistia Helena.

Eliseu mostrava-se retraído. Fazia o exercício silenciosamente, da maneira correta, mas com um ar de displicência. Antônio, por sua vez, não conseguia suportar o silêncio.

— Vocês sabiam que hoje é meu aniversário? — disse Antônio.

— Cala a boca, Antônio! — interveio a irmã.

Sorri animadamente, mas mantive a atenção em Eliseu:

— Agora vamos fazer o mesmo com apenas 1 ml de água. Eliseu, segure a água na boca. Para ficar mais fácil, deixe o queixo voltado para baixo. Assim a água não escorrega para a garganta. Vamos lá: pega o ar, segura, engole e solta.

Degluta

Helena e Antônio estavam apreensivos, pois haviam presenciado engasgos terríveis de Eliseu com a própria saliva e em suas tentativas de engolir pequena quantidade de água. Utilizando a manobra corretamente, ele não apresentou nenhum sinal clínico de penetração laríngea ou aspiração traqueal.

— Vamos aumentar a quantidade: 5 ml de água. Pega o ar, segura, engole de uma vez e solta.

Novamente, nenhum sinal de penetração laríngea ou aspiração traqueal.

— Agora vamos aumentar para 10 ml de água. Pega o ar, segura, engole de uma vez e solta.

Eliseu engasgou durante a deglutição. Teve tosse intensa e chegou a ficar bastante vermelho. Seus olhos lacrimejaram em razão do esforço e pareciam saltar da face. Ele demonstrava medo de romper os pontos da cirurgia. No momento de engolir, fracionou a deglutição em duas e não conseguiu coordená-la. Era preciso que ele engolisse de uma só vez.

— Eliseu, 5 ml é exatamente a medida desta colher. Por enquanto vou orientá-lo a ingerir líquidos finos apenas com ela. Quando lhe oferecerem chá, leite, suco ou algum caldo, você deverá proceder da maneira como treinamos agora. Não se preocupe. Em breve você estará liberado para fazer os exercícios fonoaudiológicos e tudo ficará mais fácil.

— Os exercícios fonoaudiológicos vão mudar a minha voz? — perguntou ele, preocupado.

Ao ouvi-lo falar, Antônio caiu na gargalhada:

— Ai, ai, o Eliseu é demais.

— Certamente... A causa principal dos seus engasgos é a paralisia das cordas vocais. Durante a deglutição, toda a laringe, incluindo as cordas vocais, se fecha para impedir que os alimentos entrem nos pulmões. Com os exercícios, vamos tentar recuperar a movimentação de uma ou talvez das duas cordas vocais para que a sua deglutição seja segura. Muitos exercícios são comuns para o tratamento de dificuldades de engolir e para problemas vocais.

— Mas, sabe... Não quero mudar a minha voz.

"Não?!", pensei, estupefata.

— A minha voz é importante para o meu trabalho. Eu sou um palhaço e faço uso da voz engraçada que herdei após ter renascido.

— PALHAÇO? — Antônio gritou vibrante. — Puxa! Sempre quis um aniversário com palhaço! Eliseu, faz palhaçada no meu aniversário? Por favor... Ô, *loco, meu*!

Envergonhada, Helena se antecipou dizendo:

— Desculpe, Eliseu, não repare no Antônio. Faz de conta que ele não está aqui. Nós não vamos mais atrapalhar a sua consulta.

Eliseu colocou um discreto sorriso no rosto.

— Estou indo agora — eu disse.

Eliseu se despediu com um movimento de cabeça.

Ao deixar o quarto, notei que o clima da enfermaria era de festa. Pacientes bem-dispostos e algumas enfermeiras estavam enchendo bexigas e escrevendo cartazes para decorar o quarto de Antônio e preparar sua festa de aniversário. A equipe da nutrição havia combinado que não entregaria as sobremesas do almoço para que os pacientes pudessem comê-las todos juntos depois de cantar parabéns para Antônio.

Realizei as visitas da manhã e decidi aguardar a hora do almoço para me juntar àquela turma animada. Ao notar a agitação na enfermaria, Antônio ficou feliz. Cantou seguidamente o parabéns cerca de dez vezes. Em vez de demonstrar incômodo, todos davam risada e o visitavam. Até as enfermeiras sisudas estavam participando dos preparativos.

Degluta

O cheiro do almoço intensificou-se. Estava quase na hora da comemoração. Eliseu, no entanto, não estava liberado para a alimentação via oral. Quando chegou a bandeja de seu colega de quarto, ele pegou a maleta que ficava debaixo do criado-mudo e entrou no banheiro. Olhou-se demoradamente. Abriu a maleta e tirou a maquiagem. Ele não utilizava mais a tinta guache do hospício para tornar-se o palhaço mais aplaudido da face da Terra. Com o fruto de seu trabalho, podia comprar a maquiagem profissional utilizada pelos palhaços.

Enquanto se preparava, o quarto foi ficando apertado. Pacientes e profissionais se espremiam para ver o rosto do Antônio e sua reação quando ele escutasse o coro de vozes que cantaria parabéns.

Eliseu abriu a porta do banheiro de uma só vez, para o espanto de todos:

— Oh! — ouviu-se em um só coro.

— *RRRRespeitável pãblico*! Bem-vindos ao aniversário do grande Antônio!

Antônio ficou entusiasmado:

— ÊÊÊÊÊÊ! O palhaço! Helena, um palhaço no meu aniversário!

De boca aberta, palmas unidas e olhos úmidos, Antônio não parecia estar neste mundo.

— Eu desafio a todos com a minha poderosa caixa surpresa!

— ÊÊÊÊÊÊ!

A plateia delirou com a performance de Eliseu. Aplausos, gargalhadas e muita animação contagiaram todo o corredor. Não houve nenhum tumulto. Como eu dizia, as enfermarias do Hospital das Clínicas não são silenciosas. Fiquei na porta, um tanto contida, impressionada com o comportamento de Antônio e de Eliseu.

Patrícia Amaral

Eram pessoas comuns, capazes de surpreender e fazer diferença, que guardavam dentro de si histórias de força e de vida fantásticas que dificilmente vêm à tona.

O aniversário do Antônio foi um momento inesquecível. A magia preencheu o quarto e o coração de todos os presentes.

7
SEU GENÉSIO

> *"O Brasil tem fome de ética e passa fome em consequência da falta de ética na política."*
> HERBERT DE SOUSA (BETINHO)

Ilha das Flores, Rio Grande do Sul

GENÉSIO ESTAVA ESPERANÇOSO. Com 60 anos e nenhum estudo, não almejava ter registro na velha carteira de trabalho. O corpo miúdo, a barba branca por fazer e os cabelos ralos emolduravam sua alma triste. Restava-lhe o instinto de sobrevivência, o sonho de receber um salário mínimo no final do mês e ainda continuar na reciclagem de garrafas de vidro.

O trabalho na reciclagem tinha se mostrado mais seguro do que o de puxar a carroça diariamente para recolher papelão nas ruas e no comércio. As massagens da esposa não estavam resolvendo as dores nos braços. Várias vezes ele fora atropelado por automóveis e outras tantas internado com pneumonia.

A esposa achava que ele estava ficando doente de novo. Ele se queixava de falta de ar constantemente, que piorava quando se deitava. A voz rouca parecia voz de gripe. Havia poucos dias ele começara a sentir dor ao engolir. Devia ser inflamação na garganta por causa da gripe.

Seu Alípio demorou a atendê-lo, mas Genésio não se importou. Estava acostumado a caminhadas longas sob sol forte ou chuva intensa e, apesar da sensação de gripe, seu físico estava preparado para enfrentar longas jornadas.

Durante a espera, Genésio imaginava a reação de Iara ao descobrir que ele havia arrumado emprego. Nunca tinha conquistado nada na vida. Ela ficaria orgulhosa e menos preocupada com sua saúde.

Mas ele não abandonaria a reciclagem. Embora o dinheiro fosse pouco, Genésio considerava nobre manter o vício em álcool sem tirar um tostão do dinheiro que ganhava. Em toda garrafa restava um fundinho de bebida que ele ingeria sem medo. Cheirava o gargalo e bebia de uma vez. Não se incomodava com os comentários dos colegas, uma vez que não era o único que se embebedava durante o serviço.

— Então é o senhor que está procurando trabalho? — indagou seu Alípio.

Genésio desviou a atenção para o homem gordo e branco que falou com ele. Devia ser o patrão.

— Sim, tenho experiência com porcos.
— Pago semanalmente. Comece amanhã.
— Estarei aqui amanhã, senhor.
— Além de cuidar dos meus porcos, você será responsável por abrir os portões e liberar a entrada de uma dezena de desfavorecidos na minha propriedade.

Embora soubesse do que se tratava, ele manteve no rosto uma expressão de desentendido. Seu Alípio continuou:

— É um gesto de nobreza da minha parte. Todos os dias, dez mulheres e crianças podem entrar na minha propriedade e pegar o que bem entenderem de comida. Não podem pegar

Degluta

utensílios, roupas, brinquedos, remédio, nada além de comida, entendido?

— Entendido, senhor.

— O portão é aberto por cinco minutos, somente depois que você e seus colegas tiverem separado do lixão o que houver de melhor para alimentar os meus porcos. Se eu perceber que o meu funcionário é mole e deixa os urubus, as mulheres e as crianças engordarem à custa do meu lixão, eu te mando embora na hora, certo?

— Sim, senhor.

— Todos nós precisamos ajudar os desfavorecidos, mas não é o seu caso. Você é meu funcionário e recebe salário. Você não precisa pegar nada no meu lixo.

— Certo.

— Não servimos almoço. Traga a sua marmita de casa.

Enquanto Genésio deixava o lixão satisfeito, Iara e sua filha de 5 anos haviam passado a madrugada na fila que dava direito à entrada no lixão para pegar comida. Sob os olhos dos funcionários, elas disputariam com os urubus o lixo desprezado pelos porcos da propriedade.

Depois que seu Alípio abrira os portões pela primeira vez, as mulheres começaram a chegar cada vez mais cedo para conseguir estar entre as dez primeiras que teriam a oportunidade de recolher alimentos – até que passaram a atravessar a madrugada fria e úmida da região.

A casa estava vazia. Iara e Amélia ainda não haviam retornado da coleta no lixão. Ao abrir a porta da sala, Genésio avistou sua viola encostada na parede. Pegou-a, sentou-se na cama e começou a tocar uma antiga moda de viola. Contudo, notou diferença na qualidade de sua voz. No primeiro verso, sentiu um arranhão seguido de ardor. No entanto, ignorou a sensação e prosseguiu a cantoria. A voz estabilizou-se com uma rouquidão incômoda e um esforço para manter o fôlego durante os versos.

Um suspiro fora do compasso o fez perder o tempo da música. Continuou a dedilhar a canção enquanto inspirava demoradamente para tentar conter a falta de ar. Recuperado, decidiu assobiar para acompanhar a viola. Notou que era mais difícil assobiar que cantar, pois logo sentiu falta de ar novamente.

Então, ouviu a voz de Amélia, alegre e distante, voz que se aproximava rapidamente, como se a garota viesse correndo para casa. Deixou a viola sobre a cama e foi até a porta para recepcioná-la. Ainda bem distante, Iara caminhava lentamente com as sacolas carregadas.

Genésio pediu a Amélia que esperasse a mãe no banheiro. Seguiu na direção de Iara, que cedeu a sacola mais pesada ao marido. Juntos retomaram passadas mais largas. Ele deixou a sacola que carregava no chão da cozinha e foi para o quarto. Sentou-se na cama e permaneceu com a respiração ofegante até que Iara interviesse:

— Está se sentindo mal, Gê?

— Falta o ar — respondeu ele secamente, com as mãos sobre o peito.

— Ai, meu Deus, será que é pneumonia de novo? — exclamou ela, aflita.

— Não sei. Dessa vez é diferente. Quando tive pneumonia apareceu febre.

— Deixa eu ver.

Iara colocou a palma da mão sobre a testa do marido e depois sobre seu pescoço:

Degluta

— Febre não tem. Bom, vou tomar um banho e dar banho na Amélia, senão o cheiro do lixão vai impregnar a nossa casa limpa. Depois do almoço você descansa um pouco.
Genésio resolveu contar a novidade à esposa:
— Consegui o emprego no lixão!
Os olhos de Iara arregalaram-se e brilharam intensamente. Ela esqueceu-se do mau cheiro do corpo e, sem inibição, abraçou o marido. Genésio não se importou com o odor que o corpo da esposa exalava. O abraço era a recompensa por sua primeira conquista na vida. Ele estava feliz.

Após o banho, Iara preparou caprichosamente os peixes, os legumes e as verduras que trouxera do lixão. Colocou os legumes e as folhas na água com vinagre. Limpou os peixes e fritou-os.

Nas sacolas pesadas ela trouxe uma grande quantidade de restos. Juntou cascas de chuchu, talos de couve e folhas de beterraba e cozinhou tudo. Depois triturou tudo e misturou com um pouco de leite, óleo e dois ovos, e pôs para assar. Enquanto aguardava que o assado de talos ficasse pronto, picou as cascas de banana e despejou-as em uma panela gasta e ariada. Daria tempo de preparar uma torta para a sobremesa.

Iara experimentou todos os ingredientes e os alimentos depois que ficaram prontos antes de oferecê-los à família. Estavam saborosos. Seu tempero fazia diferença.

Amélia lambuzava os dedos comendo o peixe com as mãos. Iara achava graça, mas não tirava os olhos de Genésio, que não havia tocado na comida.

— Que foi, Gê, você não gostou ou não está com fome?
— A minha garganta dói quando como. Também estou sem fome.

— Deve ser essa gripe que não passa! Faz mais de 15 dias que você está assim.
— É estranho... Não é exatamente como estar gripado.
— Come um pouco. Amanhã você tem um grande dia.
— Vou deitar um pouco. Quero ir pra reciclagem hoje à noite.
— Mas você não deveria ir assim...
— Preciso. Sou um homem responsável. Tenho que trazer um troco para casa. Se eu não for, sei que tem um monte de gente de olho no meu lugar.

Genésio não podia deixar a reciclagem. Precisava saciar seu vício.

À tarde, Iara preparou a marmita que Genésio levava toda noite para a reciclagem. Após algumas doses de cachaça, a dor na garganta desaparecia e ele podia comer a comida sem medo.

No dia seguinte, ele acordou antes das cinco da manhã, tomou banho e bebeu café preto. Cumprimentou os colegas de trabalho no lixão apertando a mão de cada um deles. Observou como eles selecionavam os alimentos que seriam servidos aos porcos e começou a imitá-los.

O odor era nauseante e com o passar das horas intensificava-se, em razão do calor do sol, mas depois de algum tempo as narinas de Genésio já estavam habituadas. Todos os dias, como se tivessem hora marcada, os urubus se antecipavam às mulheres e crianças e aterrissavam no terreno. Os animais eram gigantescos, difíceis de ser espantados. Vários homens precisavam formar um grupo para afastá-los temporariamente.

Diariamente Genésio abria os portões para que mulheres e crianças recolhessem alimentos durante cinco minutos. Às três da tarde ele podia ir embora. Chegava em casa, tirava um cochilo após o banho e se preparava para ir à reciclagem.

Degluta

Certa noite, após dois meses de trabalho no lixão, um carro com dois homens estacionou em frente ao casebre de Genésio. Iara olhou pela janela. Ainda era cedo para que o marido voltasse da reciclagem. Além disso, ele nunca tinha retornado de carona.

O motorista, que ela não reconheceu, desceu do carro, trancou a porta e deu a volta para encontrar-se com o passageiro, também desconhecido de Iara. Juntos, retiraram do banco de trás um homem desacordado e caminharam com dificuldade até o casebre. Bateram na porta com força. Iara abriu e ficou estupefata ao reconhecer o marido desmaiado.

— Desculpe, mas a senhora é a mulher do Genésio?
Surpresa, ela tentava compreender o ocorrido:
— Sim, mas deixem que eu ajudo! Entrem rápido, por favor!
Os homens colocaram Genésio sobre o sofá.
— O que aconteceu com ele? — perguntou nervosamente Iara.
— Não sabemos direito. Parece que ele passou mal. Não deve ser nada além de bebedeira. Apagou! Bem, ele está entregue.

Iara sentiu-se humilhada e envergonhada com o comentário. Baixou a cabeça e agradeceu.

— Mande notícias sobre o estado de saúde dele, senão lá na reciclagem vão colocar outro rapidinho no lugar.
— Tudo bem! Mando notícias. Obrigada por tudo.

Iara fechou a porta e olhou para Genésio. Não precisou chegar perto do marido para sentir o cheiro da bebida. Cutucou seu ombro e ele fez um ligeiro movimento. Assim, decidiu deixá-lo no sofá. Precisava dar uma olhada na Amélia. Ela podia ter acordado com a movimentação.

Iara passou a mão sobre os cabelos finos da filha. Ela ardia em febre! O que faria com o marido imprestável no sofá e a filha doente àquela hora da noite? Genésio provavelmente não teria condições de trabalhar no lixão na manhã seguinte.

A noite passou, mas Iara não adormeceu. Para piorar, uma chuva forte tomou conta da cidade. Como levaria Amélia ao hospital? Como avisaria o seu Alípio sobre o estado de saúde de Genésio se não podia deixar a menina com ele?

Mal raiou o dia, Iara vestiu-se e pediu ajuda a uma vizinha, cujo irmão tinha carro e poderia levar mãe e filha ao hospital.

Quando Genésio acordou, atordoado, Iara já tinha retornado do pronto-socorro e mantinha-se séria e pensativa, debruçada sobre a janela da sala. Estava decidida a honrar a palavra dada alguns anos antes de Amélia nascer: se Genésio voltasse a perder o emprego por causa de bebida, iria embora de vez.

Genésio evitou o contato. Levantou-se desajeitadamente e foi para o banho, mas não estava em seu estado normal. Andou a passos lentos, queixando-se de dor na cabeça, na garganta e no peito. Iara não se importou. Apenas serviu a Amélia algumas bolachas murchas com leite quente.

Depois de tomar banho, Genésio anunciou que não iria ao lixão, pois não se sentia bem.

O dia seguinte amanheceu bem diferente do anterior – um pouco frio, mas com céu azul e limpo, sem qualquer vestígio de chuva. Às cinco da manhã, Genésio bebeu um café preto e seguiu para o lixão.

Ao entrar na propriedade, foi barrado por um de seus colegas:

— Ô, Genésio, o que houve?

— Eu e a minha filha ficamos adoentados, e a minha esposa não pôde deixar a casa para avisar por causa da menina.

— O patrão colocou outro no seu lugar...

Degluta

— Como assim? Mesmo sem saber o que tinha acontecido comigo?

— É! No primeiro dia ele ficou ressabiado, mas ontem você também não veio e ele achou que você estava de malandragem. Aí chegou um cara pedindo emprego, pronto para começar, bem mais jovem... Enfim, o seu Alípio mandou a gente te avisar que é pra você passar lá pra receber pelos dias que trabalhou.

Genésio não se opôs. Despediu-se gentilmente do ex-colega e tomou o rumo de casa.

Ao vê-lo chegar cedo, Iara se adiantou, desconfiada:

— O que aconteceu?

Genésio não estava disposto a amenizar os fatos. Sentia-se cansado e fracassado. Sem rodeios, respondeu secamente:

— Colocaram outro no meu lugar.

Iara não se conteve:

— Acho melhor você pegar as suas coisas e seguir para a casa do seu filho em São Paulo.

Genésio baixou a cabeça, humilhado, mas Iara prosseguiu:

— O nosso casamento está acabado. Você prometeu que não ia mais perder o emprego por causa de cachaça. A sua palavra não vale nada. A minha vale muito. Eu disse que se isso voltasse a acontecer você ia embora. Chegou o dia!

Com a garganta seca e a voz fraca, ele procurou as palavras certas, que não lhe chegavam à boca:

— Mas isso faz tanto tempo... Achei que a gente estava feliz agora.

Iara tremia de ódio:

— Você não tem noção das coisas, né? Olha bem para mim. Você já sentiu o cheiro do meu corpo? Tenho a catinga do lixão nas entranhas e não há perfume vagabundo que tire esse cheiro de dentro de mim! Eu preciso brigar nas madrugadas por uma senha que garanta a entrada no lixão e a comida da semana! Eu preciso brigar com os urubus, que acabam ficando com o que há de melhor – depois dos porcos, é claro! Mas isso tudo não é pior do que dormir ao lado de um homem que fede a cachaça velha e não se importa em ver a filha crescer comendo lixo!

As palavras de Iara feriram Genésio como nenhuma navalha seria capaz de fazer. O chão sumiu. A versão da sua vida contada por ela era muito pior do que ele a enxergava.

— Está bem. Se é o que você quer...

Iara concordou com a cabeça e voltou-se para a janela sem dizer mais nada.

Cidade de São Paulo

A ÚLTIMA VISITA À CASA DO filho Emanuel havia acontecido por ocasião do falecimento de sua primeira esposa. Genésio fazia questão de telefonar para o filho no seu aniversário e no Natal e ano-novo, mas eles não tinham por hábito conversas, nem mesmo esporádicas, em outras épocas do ano.

Seria difícil iniciar o assunto com Emanuel, mas Genésio estava sem opções. Não gostava da ideia de incomodar a rotina de sua família e certamente a esposa dele não concordaria com uma mudança definitiva. Optou por omitir o real motivo da mudança e disse que passaria cerca de um mês na cidade.

Apesar do desconforto inicial, o filho e a esposa receberam-no com amabilidade. Cristina preparava as refeições com capricho. Além disso, ela arrumou um quarto com roupas de cama e

Degluta

banho limpas e cheirosas e algumas peças de roupa de Emanuel para substituir os trapos que vestiam o sogro.

Durante as refeições, no entanto, Emanuel e a Cristina notavam o esforço de Genésio para engolir a comida. A moça não se conteve:

— Seu Genésio, desculpe, mas percebi que o senhor não gostou do meu tempero. Não precisa comer, o senhor é da família! Eu preparo algo diferente...

— Não! — pigarreou ele, colocando a mão sobre a garganta antes de continuar. — Eu é que me desculpo. Faz muitos anos que não como tão bem! Na verdade, estou mal. Há meses sofro de uma dor de garganta que não cura nunca.

Ele prosseguiu:

— Não respiro e não consigo falar com a mesma facilidade; cantar ficou impossível e comer dói demais.

Cristina interrompeu:

— E como o senhor tem feito para se alimentar?

— Eu como bem pouco...

Genésio sentiu vergonha de dizer que a cachaça lhe ajudava nos momentos mais difíceis da refeição.

— Se essa dor persistir, vamos ao médico — disse Emanuel.

O solidário intestino grosso

CONVERSEI COM SEU Genésio no pré-operatório:

— Como eu estava dizendo, a laringe não é utilizada apenas durante a fala. Ela é fundamental na respiração, na deglutição e até mesmo nas ações que exigem esforço físico.

Retirei da prancheta os desenhos que poderiam ajudá-lo a compreender meu discurso:

— Este tubo no pescoço é a laringe. Dentro da laringe estão as cordas vocais. Este tubo que está atrás da laringe é o esôfago, responsável pelo transporte dos alimentos da boca até o estômago. A sua cirurgia removerá estes dois órgãos, ou seja, a laringe e o esôfago. A função do esôfago será executada por uma parte do intestino grosso que os médicos utilizarão para reconstruir o trajeto do esôfago. Cada função da laringe será compensada de uma maneira diferente. Para o senhor respirar será criado um buraquinho em seu pescoço, por onde o ar entrará e sairá dos seus pulmões. Para o senhor falar nós treinaremos uma nova maneira de comunicação.

— Como assim?

— O paciente que perde a laringe, em geral, desenvolve uma nova voz, não tão perfeita quanto o som produzido pelas cordas vocais, mas com a qual é possível se comunicar. Essa voz é produzida pelo esôfago.

— Mas eu vou ficar sem esôfago!

— Exatamente! Nós vamos tentar produzir a sua voz com o intestino!

Seu Genésio estava estupefato:

— Você quer que eu aprenda a falar com o intestino?

— Caso não tenhamos bons resultados, posso orientá-lo na compra de um aparelho chamado laringe artificial.

— Eu vi umas pessoas usando um treco no pescoço, mas achei esquisito. Parecia voz de robô.

— É estranho no começo, mas para alguns é a única maneira de ter uma comunicação independente. Em casos como o do senhor, a qualidade do som é a última coisa que importa. Primeiramente é preciso desenvolver alguma comunicação para que o senhor tenha independência. Com o tempo, pode-

Degluta

remos aperfeiçoar a qualidade do som para que ele se torne mais agradável.

Seu Genésio suspirou conformado. Decididamente, "falar com o intestino" não foi um bom argumento. De fato, o que interessava não era a "voz-som", mas a "voz-discurso".

Eu ainda arrisquei uma explicação complementar:

— Ter voz é ter a liberdade de se expressar, de fazer que algo aconteça, ou interromper o curso de algo que você não quer que aconteça, sem depender de alguém falando ou pedindo por você. Queremos lhe dar autonomia.

A ideia de independência pareceu convincente. Expliquei a ele sobre a cirurgia e as prováveis dificuldades que ele enfrentaria no pós-operatório.

Seu Genésio notou que eu arrumava meu material para partir. Com timidez, mas com coragem, arriscou uma última pergunta:

— Doutora, eu queria fazer uma pergunta, mas tenho muita vergonha. Eu não queria ir para a cirurgia sem saber a resposta. Então decidi perguntar agora mesmo.

— Pode falar, seu Genésio!

— O meu corpo apodreceu. Eu percebo isso no meu cheiro, um cheiro que vem de dentro, sabe? Essa minha doença me apodreceu. A parte podre vocês vão tirar na cirurgia, e espero que eu fique bem depois de tudo isso... Mas o que eu queria saber mesmo é se eu posso ter ficado podre de tanto comer lixo. Será que comer lixo apodrece a pessoa? Será que eu ter comido lixo por tantos anos pode ter causado a minha doença?

Os questionamentos de seu Genésio me surpreenderam. Possivelmente fui a primeira pessoa a quem ele perguntou isso, pois em seu prontuário não havia nenhum registro sobre sua alimen-

tação. Em sua primeira entrevista, ele havia citado alimentos variados como frutas, peixes e verduras. Teria mentido?
— Não precisa ficar envergonhado, seu Genésio. Pessoas ricas e pobres, boas e más, desenvolvem câncer.
O alívio tomou conta de seu semblante. Conversamos sobre a família que ele havia deixado no Sul e então tive uma ideia:
— Vamos até o orelhão do andar e o senhor tenta falar com sua esposa e com sua filha!
— É, é o que eu quero!
Animado, ele retirou da mochila um papelzinho que continha o número do telefone público de sua rua. Inicialmente imaginei que o contato seria difícil, mas eu estava enganada – ou o tal do destino cooperou generosamente com ele.
Seu Genésio levou bastante tempo para digitar os números e errou algumas vezes antes de conseguir que a chamada fosse completada. Na frente do orelhão de sua rua havia uma serralheria e era o Brás, o dono do recinto, que costumava atender as chamadas:
— Genésio, nunca mais te vi, rapaz! Tudo bom com você?
— Tudo bem, Brás, graças a Deus! Desculpa te pedir, mas você pode chamar a Iara pra mim, por favor?
— Vou correr lá. Liga de novo daqui cinco minutos.
— Tá bom! Obrigado, Brás!
Aguardamos com paciência, embora seu Genésio estivesse visivelmente ansioso. Não me pronunciei. Passaram-se os cinco minutos e ele novamente digitou os números do telefone, agora mais familiarizado. Iara aguardava-o:
— Gê?
— Iara, tudo bem?
— Ainda bem que você ligou, Gê!
— E a Amélia, tá boa?

Degluta

— Ela está! Depois você fala com ela!
— Aconteceu alguma coisa aí no Sul, Iara?
— Fala você primeiro. Ligou pra quê?
— Queria avisar uma coisa... É que eu estou no Hospital das Clínicas agora.
— Meu Deus! Por quê?
— Vou ter que operar amanhã. Eu queria falar com vocês duas antes da cirurgia.
— Mas por que você vai fazer cirurgia?
— Tô com um tumor.
— Tumor maligno?
— É... Por isso vou fazer a cirurgia.
— E como você pegou esse tumor?
— Os médicos disseram que eu não peguei o tumor. O meu corpo que fabricou. É bem na minha garganta. Eu queria falar com vocês mais uma vez, porque eu nunca mais vou falar normalmente.

Iara permaneceu em silêncio. Tomada de arrependimento, ela engoliu em seco algumas vezes e prosseguiu:

— Nunca mais?
— Se eu quiser falar, vou ter que aprender a falar com o meu intestino.

Iara ficou confusa. Tumor maligno? Falar com o intestino? Nada fazia sentido. Genésio deixara sua casa havia poucos dias e ela não poderia prever aquela desgraça.

— Fala com a Amélia!

Enquanto pai e filha conversavam, Iara não conseguia conter o arrependimento que a invadia. Precisava rever o marido. Não era certo. Ela tinha mandado o coitado embora. Agora precisava ir a São Paulo antes da cirurgia! Não havia tempo! Tinha de viajar naquela tarde. Pediu que a filha se despedisse e voltou ao telefone:

— Gê, tem mais uma coisa importante.
— Fala, Iara!
— Naquela noite infeliz que te trouxeram desacordado e bêbado para casa, aconteceu alguma coisa na reciclagem. Um daqueles homens que te trouxeram foi preso depois de encontrarem um cadáver na reciclagem. O crime aconteceu lá dentro naquela noite. O outro homem está solto e veio até em casa te procurar. Ele ficou sabendo que você deixou a cidade e acredita que você sumiu porque sabe de algo. Ele queria falar com você, talvez até te matar!

Genésio demorou a entender.
— Gê, tá na linha?
— Mas eu não vi nada! Nem lembro o que aconteceu naquela noite! Nem sei quem me trouxe para casa!
— Ele disse que vai te achar!
— Presta atenção, Iara! Venha para São Paulo passar uns dias na casa do Emanuel e traga a menina. Eu vou ficar preocupado com vocês duas sozinhas em casa. Ele pode querer se vingar e fazer mal a vocês.
— Gê, quando você acordar da cirurgia eu estarei do seu lado.

Genésio respirou aliviado. Ao desligar o telefone, seus olhos brilhavam.
— Tudo saiu como o senhor esperava? — perguntei.
— Sim, ela está vindo pra São Paulo com a minha filha. Quem sabe voltamos pra casa juntos?

Apesar disso, seu Genésio estava visivelmente preocupado com o que ouvira da esposa. Ele prosseguiu:
— Foi bom falar com ela pela última vez. É esquisito pensar que vou poder ver e tocar a minha mulher, mas que não vou conseguir conversar com ela.
— Vamos voltar para o quarto — sugeri.

Degluta

Depois de atender seu Genésio, segui eufórica para casa, pois à noite seria realizado, no Centro de Convenções Rebouças, o I Encontro do Grupo de Disfunções da Deglutição, formado por profissionais das diversas áreas e especialidades que atuavam diretamente com pacientes com dificuldade de deglutição. Além de eu estar envolvida na organização do Encontro, também seria uma das palestrantes e precisava me preparar.

À tarde, busquei os *banners* do evento, finalizei a apresentação no computador, arrumei-me e voltei ao Hospital das Clínicas, mais precisamente ao Centro de Convenções Rebouças, para ajudar na organização do local.

Naquela tarde, não pude pesquisar se havia uma laringe artificial que pudesse ser doada ao Serviço do Esôfago da Gastroenterologia, nem o preço das laringes artificiais, para orientar adequadamente a família do seu Genésio no dia seguinte, quando ocorreria a cirurgia.

O procedimento mobilizou o Serviço de Cirurgia de Cabeça e Pescoço e o Departamento de Gastroenterologia. As equipes cirúrgicas dos departamentos trabalhariam em conjunto. Um desafio de tal porte obviamente demandou um alto nível de responsabilidade de todos os profissionais envolvidos no pós-operatório.

Com a fonoaudiologia não foi diferente. Todos queriam saber se seria possível promover algum nível de comunicação oral e acelerar a reintrodução da alimentação via oral. O sucesso do procedimento não se limitava à sobrevivência do paciente ou a anastomoses perfeitas, mas estava intimamente relacionado à qualidade de vida que seu Genésio teria depois dele. Assim, eram fundamentais sua rápida recuperação, o restabelecimento das funções alteradas e a adaptação das funções perdidas.

Patrícia Amaral

O silêncio, a terapia e a nova voz

ALGUNS DIAS SE PASSARAM E GENÉSIO não emitiu nenhum som. Ele tentara inúmeras vezes, sem sucesso. No cotidiano, a cada dia que passava menos pessoas se referiam a ele em uma conversa. Em casa, todos tentavam ser pacientes quando ele sobrearticulava lentamente as palavras ou procurava escrever algo com dificuldade e com uma ortografia que impedia a compreensão.

No silêncio, ele notou que nem todo silêncio era igual. Havia o silêncio da manhã, um tipo de silêncio de paz, uma espécie de prece. Havia o silêncio do último olhar, que antecedia instantes decisivos da despedida saudosa e triste. Havia o silêncio da submissão, muito diferente do silêncio do consentimento. Havia o silêncio do desinteresse e o silêncio da concentração. Às vezes, o silêncio pesava no ambiente e extravasava as janelas da casa.

Seu Genésio e sua família estavam devidamente orientados e preparados para o início do tratamento fonoaudiológico. As técnicas utilizadas para o desenvolvimento da voz esofágica seriam igualmente apresentadas para o desenvolvimento da voz cólica.

Na voz esofágica, o paciente aprende a captar o ar pela boca e a transportá-lo até a porção superior do esôfago, para expulsá-lo novamente. Então o som é produzido e, através da articulação, transformado em fala. O mesmo princípio seria utilizado para a produção da voz cólica. As diferenças possivelmente teriam relação com o estado dos tecidos do esôfago e do intestino. Caso o tecido do intestino estivesse muito rígido ou muito frouxo, não existiria a vibração necessária para a produção de som.

Seu Genésio não teve dificuldades para realizar os exercícios preparatórios. Iniciamos a sessão com movimentos de rota-

Degluta

ção de ombros e de cabeça, seguidos por movimentos de lateralização da mandíbula, rotação, lateralização, protrusão e retração da língua.

— Muito bom! Agora estamos prontos para começar o treino para produzir o som. O senhor vai ocluir o traqueostoma e sugar o ar com a boca. Quando o ar chegar na sua garganta, o senhor vai soltá-lo, tentando emitir o som do "a" assim: Aaaaaaaa.

Seu Genésio buscou no olhar de Iara o apoio para arriscar a emissão do som. Suas primeiras tentativas foram infrutíferas, principalmente devido à dificuldade de ocluir adequadamente o traqueostoma. Embora fizesse esforço e apertasse o traqueostoma com força, exagerando na introdução do ar na boca, nenhum som era gerado. Tomado pela ansiedade, passou a insistir na emissão freneticamente, sem ouvir minhas orientações.

Substituí sua mão direita pela mão esquerda e a conduzi até o pescoço para adequar o posicionamento do polegar sobre o orifício.

— Vamos tentar agora com calma! Como o senhor usa mais a mão direita, é importante treinar a comunicação com a mão esquerda. Assim o senhor poderá ficar com a direita livre sem interromper a comunicação oral. Pegue o ar. Solte. Aaaaaaaa.

Seu Genésio arriscou:

— A.

Um segundo de som fraco comprovou a capacidade de vibração da região, o que, por sua vez, nos deu esperança de que o treino poderia capacitá-lo a uma comunicação oral.

— Isso mesmo, Seu Genésio, é assim que deve ser!

— Aa.

Um segundo de som com mais vigor! Optei pelo treino com sons da língua capazes de gerar maior pressão positiva dentro da

boca, facilitando a abertura da região do esfíncter esofágico superior. Deu certo! Seu Genésio emitiu:
— Pa... ta... ca.
Para cada sílaba, uma captura de ar:
— Gené...
Iara sorria surpresa. Ele tinha emitido o próprio nome, faltando-lhe apenas um pouco de ar ao final da emissão. Seu Genésio, por sua vez, estava concentrado, procurando dentro de si o ponto exato da emissão mais nítida. Animado, ele experimentava a emissão e sorria orgulhoso do próprio desempenho.
— Bom-di...
— Gené...
— Ia...
Fiquei bastante impressionada com a facilidade com que ele aprendeu a produzir os sons.
— Agora o senhor vai tentar repetir algumas palavras: cabo.
— Cabo — disse ele com voz úmida e forte.
— Boca — solicitei a ele que repetisse.
— Boca — disse ele com firmeza.
— Papai pegou a bola do bebê.
— Papai.
Três segundos depois:
— Pe... — disse ele, mas faltou-lhe ar ao final.
Aí ele ajeitou o polegar sobre o traqueostoma:
— A bo...
Iara incentivou:
— Continua firme, Gê!
— Do bebê.
Iara pegou a mão livre do marido e acariciou-a, enquanto eu prosseguia:

Degluta

— O senhor aprendeu muito rápido o mecanismo básico de produção da voz. Notou que, para falar a frase completa, foi um pouco mais difícil? Para aprender a falar frases completas sem interrupção será preciso treinar em casa, inicialmente com o objetivo de aumentar o número de sílabas por introdução de ar e diminuir o tempo entre a entrada do ar e o início da produção do som. Só assim as pessoas vão compreendê-lo.

Seu Genésio concordou com a cabeça.

— Nada disso, seu Genésio! — argumentei. — O senhor pode responder pela fala! Vou perguntar de novo, olha lá! O senhor entendeu qual será o nosso próximo passo?

— Sim!

Iara voltou a sorrir. Ela estava visivelmente feliz. Em seguida, transcrevi o treino no receituário.

— Dona Iara, a senhora sabe ler, não é? Preciso que a senhora leia as palavras e peça que o seu Genésio as repita logo depois da senhora. Além das palavras, há três exercícios que eu gostaria que ele fizesse várias vezes ao dia, durante cinco a dez minutos.

Seu Genésio deixou a sala de atendimento acompanhado da esposa. Posicionou o polegar sobre o traqueostoma e arriscou:

— Bom-dia!

Então olhou para a enfermeira da recepção e repetiu:

— Bom-dia!

Minha colega Marina, que se despedia de um dos pacientes na sala ao lado, ouviu seu Genésio e olhou-me confusa. Eu estava completamente eufórica:

— Marina, você viu o seu Genésio?

— Estou sem palavras. E você, já viu algo parecido?

— Eu não...

— Em média, os pacientes levam cerca de um mês apenas para aprender o mecanismo da produção vocal, e o seu Genésio em cinquenta minutos disse palavras e frases completas! — exclamou Marina.

— E a qualidade do som? Úmido e rouco, mas bastante claro também... Parece que teremos de nos concentrar apenas no refinamento da voz.

— Talvez pelas dimensões do cólon sua capacidade de reservar o ar injetado pela boca seja maior que a capacidade do esôfago, o que certamente poderia justificar a produção de emissões mais longas.

— Não fizemos nenhum exercício diferente de um treino para voz esofágica, só que a qualidade da voz dele é muito superior.

— Na semana que vem você não pode deixar de gravar a voz do seu Genésio. A apresentação do caso dele é daqui a duas semanas no anfiteatro da Gastro. Nossa, nós não podíamos tê-lo deixado ir embora sem registrar a voz dele!

— É, Marina, mas sinceramente eu não esperava que ele conseguisse emitir nenhum som hoje. Achei que ele enfrentaria dificuldades para coordenar a introdução e a expulsão do ar. Subestimei o paciente por completo!

A segunda sessão

AO CHEGAR À ENFERMARIA, notei que era um daqueles dias: muita gente, muito barulho, muita correria, algumas discussões. Marina, que me aguardava no posto da enfermagem, ao avistar-me, veio ao meu encontro:

— Já deu para sentir o clima? — perguntou.

Degluta

— De longe... — respondi desanimada.
— Já dei uma olhada nos quartos e nos prontuários. Há alguns pacientes novos. Que tal você ir para o quarto dos homens e eu para o das mulheres? Quem terminar primeiro vai descendo para o ambulatório para agilizar o atendimento — sugeriu ela.

Marina e eu nos separamos, cada uma indo para um quarto da enfermaria. Parei entre as camas do quarto dos homens e dirigi o olhar aos pacientes. Nenhum deles me olhou de volta. Procurei pelos prontuários. Sem dizer uma palavra, comecei a ler:

"José Vasconcelos, 48 anos. Profissão: mestre de uma seita religiosa hindu. Diz ser conhecido como Shi Hira. Internado para avaliação. Refere que não come há 16 meses. Sua alimentação cotidiana é um copo de água filtrada por dia."

Voltei a encarar o senhor José. Ele se mantinha numa inabalável postura de meditação que eu não tinha coragem de interromper. Talvez fosse mais fácil começar com o senhor Frederico. Em seu prontuário estava escrito:

"Frederico Mendes, 46 anos, professor de filosofia de uma escola particular. Portador de obesidade mórbida. Depressivo. Diagnóstico: câncer de esôfago."

Aproximei-me da cama do professor e apresentei-me. Ele retribuiu cordialmente, respondendo em detalhe as questões do protocolo. Suas respostas, no entanto, não foram inusitadas. O câncer havia sido diagnosticado por acaso, durante os exames para a realização de uma cirurgia de redução de estômago. Alguns instantes de silêncio foram suficientes para que o professor iniciasse a conversa:

— Sabia que a obesidade é considerada um problema de saúde pública e divide espaço com os projetos para a erradicação da fome?

Embora eu não tivesse esboçado nenhuma reação, o professor não ficou constrangido com o meu comportamento supostamente desinteressado.

— Quinze por cento da população brasileira é obesa. É, o Brasil é mesmo um país de contrastes... O que diz no meu prontuário? Sou classificado como "obeso da *fast-food*" ou como "obeso deprimido"?

— Sua colocação me fez lembrar um documentário de um cineasta norte-americano a que assisti faz pouco tempo, sugestivamente intitulado A *dieta do palhaço*. Conhece? — questionei.

O professor demonstrou entusiasmo com minha mudança de comportamento.

— Conheço, sim! É um filme que retratou os 30 dias em que esse cineasta se alimentou exclusivamente dos lanches do cardápio do restaurante de *fast-food* mais famoso do planeta. O cineasta foi acompanhado por médicos e nutricionistas antes, durante e depois da experiência. Os resultados dos exames foram alarmantes. Bem, hoje, 30% dos norte-americanos são considerados obesos, mas os obesos de lá não são iguais aos daqui. Não há bolso brasileiro que aguente uma dieta *trash* americana...

Continuei aquela conversa, pois raramente tinha chance de conversar com pessoas bem informadas.

— Uma emissora de TV brasileira, por sua vez, produziu uma sátira do documentário norte-americano. Em vez de comer hambúrgueres, a cobaia humana ingeriu, durante sete dias, um bolinho oleoso recheado com carne moída e ovo cozido chamado de "bolovo". O salgado custava menos de um real e caracterizava melhor a alimentação tipo *fast-food* do brasileiro. Na sátira, a cobaia não sobreviveu.

Degluta

— Bolovo... Bem bolado... Sabe o que penso de tudo isso? — continuou o professor. — Alguns especialistas descrevem que os obesos utilizam a comida para compensar tristezas e decepções. Nessa ótica, pelo menos 15% da população brasileira está bastante triste. E não seria para menos, pois somente o gosto doce de um *sundae* de chocolate pode ser capaz de tirar da boca o gosto amargo dos problemas do país que persistem e temos de engolir diariamente.

Não consegui esconder um sorriso.

— Mas isso não é o pior de tudo que já li. Eu achava preconceituoso retratar o obeso como um gordinho triste, mas alguns estudos médicos retratam os obesos como pessoas extremamente manipuláveis por um germe intestinal.

— Sim, é verdade — concordei. O *Clostridium difficile*. Estudos afirmam que esse germe fabrica uma toxina que inibe a produção da serotonina. A falta dessa substância provoca uma sensação de infelicidade, a qual, por sua vez, é compensada quando comemos doces. Quanto mais doces comemos, mais o germe se prolifera, produzindo mais toxinas que impedem a geração de serotonina. É um ciclo difícil de ser rompido, durante o qual a pessoa vai engordando...

O professor sabia bastante sobre o assunto.

— Hoje está comprovado pela ciência o que esotéricos e religiosos já sabem há muito tempo, ou seja, que a maneira como se come e o tipo de alimento que se ingere podem influenciar nosso estado de consciência. Comer rápido e ingerir certos alimentos bloqueia a produção da serotonina, substância responsável pela sensação de prazer e de felicidade.

— Também sabemos que o sistema digestório é responsável por 90% de toda a serotonina fabricada pelo corpo, e que apenas 10% são fabricados no cérebro — retruquei.

Patrícia Amaral

— É estranho pensar que a felicidade depende mais dos intestinos do que da mente. Que entre a ciência e a fé há um germe intestinal capaz de manipular nosso estado de espírito...

Naquele instante, um dos residentes entrou no quarto e interrompeu a meditação do Shi Hira — como passou a ser tratado por todos — a fim de avaliá-lo. Aproveitei o momento para iniciar a entrevista fonoaudiológica, ainda sob o impacto das palavras do professor.

Embora o jejum sempre tenha sido praticado pelos maiores sábios da humanidade como meio de purificação e de aproximar-se de um ser superior, eu já havia lido sobre uma minoria radical formada por pessoas que podem decidir quando comer e alternar longos períodos de jejum e meditação.

Pessoas como Shi Hira já haviam sido objeto de estudos científicos nos quais médicos acompanharam por anos o comportamento do organismo privado de alimentação. Registros de pulso, testes hematológicos e tomografias foram alguns dos exames rotineiros que surpreendentemente comprovaram a inexistência de qualquer parâmetro anormal que colocasse em risco a vida dessas pessoas e a sua saúde física, cerebral e mental.

— Em que posso ajudá-la, minha filha? — perguntou-me Shi Hira.

— Tenho uma breve entrevista para fazer. O senhor poderia colaborar?

O professor de filosofia se ajeitou na cama e adotou uma postura curiosa.

— Certamente! Estou aqui para colaborar.

— O senhor apresenta alguma dificuldade de engolir?

— Não, não, embora eu engula muito pouco durante o dia.

— Como assim?

Degluta

— Eu bebo um copo de água de manhã e outro antes de escurecer. Só isso. Não tenho nenhuma dificuldade para beber água.
— E por que o senhor se recusa a comer?
— Veja bem, querem me forçar a aceitar uma alimentação que abandonei há muito tempo e faz mal para o meu corpo.
— Mas o senhor conhece as consequências da desnutrição?
— Eu não estou desnutrido. Tenho outro tipo de dieta. Os meus exames comprovarão que sou absolutamente saudável. Eu me alimento, sim, mas não de comida. O homem é capaz de se alimentar de água, de oxigênio ou da energia do sol. Ele pode reciclar e até mesmo economizar energia em situações críticas de total privação.
— E como o senhor faz isso?
Shi Hira apontou, com a mão em forma de concha, o centro da cabeça. O professor Mendes não se conteve e acrescentou:
— Alguns estudiosos afirmam que um dos meios para nos mantermos vivos seria extrair a energia solar através da glândula pineal. Se o Shi Hira estiver certo, ele não deveria estar internado, e sim ensinando a sua técnica, uma forma bastante econômica de acabar com a fome mundial.
— É isso mesmo? — perguntei para confirmar.
— Sim! Qualquer um é capaz, mas é preciso transpor as barreiras da mente. Fomos programados para acreditar que comer é tão importante quanto respirar. Para desfazermos essa programação precisamos passar por um período de abstinência, uma maneira de desintoxicar o organismo.
— Acompanharei seus exames. Por que o senhor está internado?
— Um médico quer me estudar e eu aceitei o convite dele, pois quero que os exames respondam por mim. Não devo ficar por muito tempo. Mas saibam que esse é o futuro. A sua profis-

são está fadada ao desaparecimento. Você é muito jovem ainda, devia buscar outra ocupação na vida, uma missão, eu diria.
— Shi Hira, preciso ir. Até amanhã!
Corri até o armário, peguei o gravador e me dirigi ao prédio dos Ambulatórios. Seu Genésio aguardava-me.
— Bom-dia, seu Genésio!
Esperei por uma resposta em alto e bom som, mas seu Genésio apertou a garganta com força e me cumprimentou baixinho, praticamente sem voz.
— Cadê a voz, seu Genésio? Não treinou?
Dona Iara tomou a fala para si e justificou:
— Pelo contrário! Quanto mais ele falou, mais a voz piorou.
Eu não fazia ideia do que poderia ter ocorrido. Seu Genésio fazia um esforço absurdo para conseguir emitir qualquer som, mas era tudo em vão, como se ele tivesse perdido sua habilidade de uma hora para outra. Estava tudo preparado para a gravação, que seria apresentada no grupo de estudos, mas seu Genésio não conseguia emitir nenhum som. Suas tentativas deixaram-no cansado e com dor na região do pescoço, de tanto que ele o apertava desesperadamente na tentativa de repetir o feito da semana anterior.
Pedi a Marina, que costumava ser bastante prática, que acompanhasse o atendimento. Ela consultou a agenda e anotou no receituário telefones de empresas e instituições que vendiam laringes artificiais. Depois, solicitou um videodeglutograma com insuflação, reforçou o treino dos exercícios e liberou o paciente.
Enquanto isso, minha mente fazia todas as sinapses de que era capaz para encontrar um fator causal. Comecei a levantar hipóteses:
— Marina, observando o seu Genésio hoje fiquei com a impressão de que o tubo afrouxou...

Degluta

— É... Na semana passada, ele ainda não havia treinado a introdução do ar na região, talvez o tubo tenha laceado com o treino.

— Também acho. O treino deve ter afrouxado a região, tornando-a incapaz de vibrar com o ar que é introduzido.

— Nem apertando o pescoço com força ele conseguiu produzir som.

— Será que não há mais o que fazer?

— A nossa apresentação na próxima semana não será mais a demonstração do nosso sucesso, mas das nossas dúvidas!

— Vamos ver lá na videofluoroscopia se dá para adiantar o exame dele.

Nessa avaliação, o médico introduz na narina do paciente um cateter conectado a um manômetro e, à medida que o paciente emite vogais, o ar é liberado. Com o resultado do exame gravado em VHS, fomos assistir às imagens no anfiteatro. O calibre da região da anastomose entre a faringe e o cólon, local onde o som é produzido, era demasiadamente grande e não permitia a formação de um esfíncter. A falta de resistência ao ar parecia ser o problema, uma vez que as paredes cólicas eram capazes de vibrar. A oclusão digital com esforço contribuiu para a produção vocal, mas era insuficiente para a manutenção de uma comunicação efetiva. Nossa alegria havia sido substituída pela sensação de fracasso.

Ficamos em silêncio por alguns instantes, mas com a cabeça fervilhando. Eu olhava para as imagens, para o laudo do exame, para Marina. Os exercícios aparentemente exerceram uma ação contrária à pretendida. Para piorar, deveríamos dar uma explicação ao seu Genésio na sessão agendada para antes de nossa apresentação.

Interrompi o silêncio para desabafar:

— Eu já havia feito planos para sugerir a colocação de uma prótese colotraqueal... Ele passaria a utilizar o ar pulmonar, e não mais o ar captado pela boca, para falar...

Marina estava conformada:

— O que nos resta agora é enfatizar o uso da laringe artificial. Vamos para o aquário. A gente come alguma coisa e depois volta para a enfermaria.

Dia da apresentação

DESCI NO PONTO DE ÔNIBUS da avenida Rebouças. Marina me esperava na porta do Instituto Central animadíssima:

— De ontem para hoje aconteceu um milagre!

— O que foi? — perguntei.

— Acho que consegui uma laringe artificial para o seu Genésio!

— Puxa! Conta! Como aconteceu?

— Um amigo meu, que é fisioterapeuta, sempre comentava sobre um paciente que usava laringe artificial. Ontem encontrei com esse amigo e ele contou que o paciente tinha acabado de morrer. Então pedi que ele perguntasse à família se eles aceitariam doar a laringe artificial a alguém que não tinha condições de comprá-la. A família aceitou na hora. Fiquei de pegar a laringe ainda hoje!

— Você vai comentar isso com o seu Genésio?

— Acho que ainda não. Vai ser difícil ficar quieta, pois imagino a reação dele quando souber que nosso tratamento não deu certo. Mas prefiro falar quando estiver com a laringe artificial em mãos e certa de que ela esteja funcionando.

Apesar de nossa ansiedade, seu Genésio não compareceu ao ambulatório naquela manhã. Aproveitamos o tempo livre para rever o caso, que seria apresentado em poucas horas. A apresentação transcorreu sem nenhum grande impacto e com poucas contribuições, uma vez que os presentes não tinham experiência em casos semelhantes e a bibliografia sobre o tema era escassa.

Na verdade, esperávamos uma reação calorosa dos presentes, o que talvez pudesse ter ocorrido se tivéssemos gravado a primeira sessão. Por outro lado, estávamos diante de médicos e outros profissionais de saúde para os quais a superação de barreiras fazia parte do cotidiano.

Agradecemos pela oportunidade, juntamos o material e fomos embora.

Seu Genésio e Iara a caminho do Hospital das Clínicas

GENÉSIO E IARA DEIXARAM a casa de Emanuel como de costume. Da casa do filho até o ponto de ônibus havia uma caminhada.

— Gê, eu estava pensando... Nós podíamos conversar com as fonos hoje e explicar que queremos voltar para o Sul, pois acho que esse tratamento não vai mais dar certo.

Genésio surpreendeu-se pensando: "Nós? Será que ela me aceitaria de volta? Se eu pudesse dizer claramente o que sinto..."

Distraídos, eles não perceberam que estavam sendo seguidos. Dois homens de capacete em uma moto se aproximaram. O que estava na garupa puxou uma arma e apontou para a cabeça de Genésio:

— Ô, velho, finalmente achei você! Fala o que você sabe sobre aquela noite!

Genésio desesperou-se. Seu corpo tremia, as orelhas queimavam e ele não conseguia posicionar o polegar sobre o traqueostoma.

— Fala, velho!

Iara, nervosa, tomou a frente:

— Ele não pode falar! Ele está doente! Teve que tirar as cordas vocais! Ele tem tumor e vai ficar assim para sempre! Se ele se lembrar de alguma coisa, nunca poderá contar para ninguém! Deixa meu marido em paz!

— Quer dizer que ele não consegue falar? — perguntou o rapaz.

— Isso mesmo.

— Mas ele ainda sabe apontar!

O rapaz atirou sem pestanejar. Deu três tiros em Genésio e dois em Iara. O casal morreu no local.

Depois de uma longa luta para sobreviver, Genésio e Iara foram assassinados sem saber o motivo. O crime perdeu-se entre as estatísticas de violência da cidade de São Paulo.

8
DESPEDIDA

APÓS TRÊS INTENSOS anos de estudo, muitos atendimentos e inúmeras reflexões, senti que havia chegado a hora de ir embora.

Em minha mente, sinapses velozes sempre buscaram correlacionar tristeza, bolovo, alimentação de luz, engolir espadas, desenvolvimento de voz com um pedaço do intestino, jejum, manipulação por um germe intestinal, miséria, destino, prazer, fé — entre tantos outros conceitos que ampliaram irreversivelmente meu restrito universo composto por técnicas importadas traduzidas para o português.

Quando cruzei pela última vez o Instituto Central, senti o peso da minha decisão. Mas estava na hora de preparar-me para uma nova luta, conquistar um emprego e investir em meu projeto de pesquisa. Estava verdadeiramente confiante de que, em algum lugar ou tempo, estaria pronta para juntar-me àqueles que se dedicam inteiramente a desenvolver tratamentos para minimizar o sofrimento de pessoas como aquelas que eu havia atendido.

IMPRESSO NA
sumago gráfica editorial ltda
rua itauna, 789   vila maria
02111-031   são paulo   sp
tel e fax 11 **2955 5636**
sumago@sumago.com.br

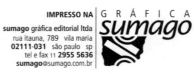